脳と心の摩訶不思議

—脳科学で説明できたこと、できなかったこと—

糸川　昌成

星和書店

まえがき

心はどこにあるのかと問われたら、多くの人は脳と答えるのではないだろうか。DHAサプリは脳にいいので頭の回転がよくなる。脳のセロトニンが減るとうつ状態になる。脳トレで記憶力を鍛える。このように、マスメディアには心は脳次第といった情報が氾濫している。

トイプードルや手乗り文鳥が嬉しそうに鳴いたり寂し気な表情をするのは、これらに小さな脳があるから不自然とは思わない。いっぽうで、石灯籠《いしどうろう》やタクシーに心を感じないのは、これらに脳がないから当たり前だと思う。現代人にとって心と脳の関係とは、このようなものではないだろうか。

しかし、私たちがこんなにも脳と心を強く結びつけるようになったのは、たかだかここ数十年のことである。本書では様々な例をあげて、心は脳と密接に関連するという、屈託なく思い込んでいる現代人の信念を疑ってみた。

私は三〇年以上にわたって脳の研究をしてきた。また、ほぼ同じ年数を精神科医としても過ごしてきた。それこそ、三〇年前の駆け出しのころは、心は脳の機能のひとつだくらいに私も思っていた。ところが、脳の研究や精神科医を続けていると、心と脳の結びつきがゆらぐことがしばしばある。それらを一冊にまとめてみたのが本書である。「脳と心の摩訶不思議」と銘打った所以《ゆえん》である。

読者のみなさんは本書を読み終わるあたりで、脳は心の一部でしかないことに気づかれるであろう。そして、〝脳以外の心〟という不思議をごく身近に感じとられるようになるのではないだろうか。

目　次

第四章　脳科学で説明できたこと、できなかったこと

第一章　統合失調症の研究はなぜ難しいのか

1　研究者と医師の二足のわらじ

私が東京医科歯科大学（現東京科学大学）病院の精神科の研修医として勤務していたある日、教授室から突然電話がかかってきた。話があるので、教授室までいらっしゃいという。私は何事だろうと思いながら教授室へ向かった。多少、緊張していた。なぜなら、医局という医者の集団のヒエラルキーで、研修医は最底辺であり、教授はいうまでもなくその頂点に君臨しているからだ。

現在では、医師免許を取得した最初の二年間は内科や外科などをローテーションする初期研修制度がある。当時は、まだそれがなく、国家試験に受かるとすぐにどこかの診療科に入局できた。

研修医室を出て廊下を折れると、精神科の実験室の前を通る。国立大学が独立行政法人化する前で、今より大学病院の診療体制に余裕があった時代だ。夕方五時過ぎになると病棟や外来から医師が集まり、実験室には活気があふれていた。

当時は消防法も今ほど厳しくなく、実験室のフリーザーが廊下にまで押し出され、そのわきでは縁日の夜店のように積み重ねられた実験機器から、モーター音が鳴り響いていた。

実験室を通り過ぎ、古びた階段を上ると、いろいろな診療科の教授室の重厚な扉がずらりと並んだ廊下が現れる。先ほどの実験室のにぎやかなフロアと違って、そこにはものものしく無音の空間が広がる。扉をノックすると、教授室の前室のドアを秘書が開けた。用件を告げると、教授室へ招き入れられた。

教授室の左右の壁には書架が天井にまで達し、中身の半分近くが洋書で埋め尽くされていた。正面の両袖がついた大きな机から白衣姿の教授が立ち上がり、手前のソファに座ると、私にも向かいにかけるよう勧めた。

融《とおる》道男《みちお》教授は五〇歳代半ばだった。彼と話すときはいつも見上げていたような印象を持っていたが、実際は私より背は高くなかった。天井まで積まれた書籍に囲まれ、荘厳な知の館の主とでもいった巨大なイメージに錯覚したのかもしれない。恐ろしく多忙なはずだが、ふるまいに悠然としたところがあり、そのたたずまいには余裕が感じられた。七三に櫛目の入った髪の下で、眼鏡越しの視線にはすでに決められた強い意志のようなものがあった。

教授は私に一枚の手紙を見せた。彼は統合失調症の遺伝子解析を始めようとしていた。当時の東京医科歯科大学病院にはその技術がなかったため、いくつかの施設に解析の共同研究をもちかけていたらしい。教授がテーブルに置いた手紙は、筑波大学の有波忠雄講師からの返信だった。

「当研究室では主として高脂血症の遺伝子解析をしております。技術的には統合失調症の遺伝子解析は可能です。ただ、検体とそれを解析する若い人材が必要となります」

私が手紙から目をあげると、教授は静かに聞いた。

「君、抗精神病薬を飲んだことがあるかね」

もちろん飲んだことはなかった。逆に私は教授があんな強い薬を飲んだことがあるのかと思って心底驚いた。抗精神病薬とは統合失調症の治療薬のことだ。まれに、アルコール依存症など統合失調症でない人が誤って抗精神病薬を服薬してしまう事故が起きることがある。その場合は、一日中眠り続けてしまう強い鎮静が生じる。

「どうして、統合失調症患者は強い鎮静が起きず、服薬して日常生活が送れると思うかね。それはドーパミンD2受容体の構造が異なるからだとは思わないかな」

抗精神病薬は脳の神経表面のタンパク質と結合することで薬理作用―幻聴や被害妄想を消失させる―を発揮する。そのタンパク質がドーパミンD2受容体だ。ドーパミン受容体タンパクの構造が健常者と異なれば、抗精神病薬との結合力が弱まり、強い鎮静が起きないというのが教授の考えだった。

「患者では遺伝子の配列に違いがある。そのためにタンパクの構造が変わっている」

遺伝子は身体の設計図とも言われる。ドーパミンD2受容体のタンパク質の設計図である遺伝子の配列に違いがあれば、受容体タンパクの構造も変わるはずだ。

「遺伝子の違いを発見できれば、この病気の原因がわかるんだ」

教授は正確には受容体の構造が変わることで、幻聴や妄想が起きると考えておられたようだ。それは受容体の信号が強まるような変化であり、だから抗精神病薬で強すぎる信号を抑えるとちょうど日常生活を送るのに都合がよい信号強度に弱まると考えられていた。

「私にできますでしょうか」

一九八九年当時、遺伝子解析は最先端の技術で、国内でできる施設は限られていた。とても、自分にそれができるような自信がなかった。

「できるよ。君なら」

そう言われると、教授は笑顔でソファに深く座りなおした。知の館の主から、笑顔でできると言われると、なんだかできそうな気がしてきた。

「筑波へ行って遺伝子解析をしてみないかい」

「わかりました。やらせていただきます」

私は緊張しながら答えた。

いわきの病院と筑波大学の往復

私は一年半の大学病院の研修を終えると、一九九一年の秋から福島県いわき市の精神科病院の常勤医になった。月曜から木曜までその病院で勤務し、木曜の夕方になると、常磐線で茨城県の土浦にある筑波大学へと移動した。木曜の夜から土曜の夕方まで筑波大の官舎に宿泊しながら、二日間にわたって有波先生に遺伝子解析の指導を受けた。

いわき市の病院は二〇〇床の単科精神科病院だった。鉄筋二階建てのつくりで、五つの病棟が渡り廊下で結ばれていた。病院周辺は広大な水田地帯だった。夏には海風が稲穂を押し倒して病院に向かって渡ってくる。医局の窓から海風がつくる雄大な稲田の波がよく見渡せた。水田のはるかかなたには、わずかだが海も見えた。当直明けに医局の屋上へ上ると、幼いころ過ごした都心の実家とは別世界の光景に見とれた。

一九九〇年代の精神科病院は、まだ畳敷きの病室が残っていた。医療従事者は、病室へ入るとき靴を脱いで、上がり框《がまち》をまたいだ。抗精神病薬が登場する前の病院が、治療の場というより当事者にとって生活の場となっていた名残りだ。

クーラーのついていない病室も多かったので、夏の病室は暑かった。畳み部屋で横になっている患者に点滴を処置するときは、畳に正座して点滴用の針を静脈に挿入した。横で看護師がうちわで扇《あお》いでくれることもある。うちわで扇がれながら正座して点滴をしていると、精神科医療がその他の医療に比べて何年も遅れをとっていると痛切に感じた。

木曜の夕方、いわき市の病院を出て、いわき駅（当時の平駅）からスーパーひたちに乗車して筑波へと向かう。窓の外は進行方向左側に海が見え、反対側に田園風景が続く。水戸でスーパーひたちから常磐線に乗り換える。夕暮れが深まり土浦駅が近づくにつれ、自分のなかの臨床的な心構えが研究的なそれに変化してくる。正座して点滴したときに感じたわびしさは、いったん意識の外へ置かれる。夜、筑波大学に到着すると、有波先生が私を待っていて実験を指導した。

筑波大学の遺伝医学教室には、内科、外科、小児科、産婦人科などから、遺伝子解析を学びに大学院生がたくさん集まっていた。みな同世代で独身だったので、酒を飲みながらよく食事もした。そんな席では、誰もが三〇歳前後と若かったので他愛ない話も多かったが、研究談義もしばしば語られた。

ある酒席で、小児科の大学院生から質問された。彼は筋ジストロフィー遺伝子の研究をしていて、緻密で合理的な彼のロジックにはいつも感嘆した。

「変異が入ると、そのタンパク質の機能は一般的に低下するはずじゃないかな。ドーパミン受容体に変異が入ったのに、受容体のシグナルが弱まらずに強まって幻聴が聞こえるというのは逆のような気がするけど」

たしかに、多くの遺伝子変異はその遺伝子がつくるタンパク質の機能を低下させる。精密機械の生産ラインで生じたアクシデントが、精密機器の性能を向上させることがないように。ドーパミン受容体ではなぜ、変異が生じると聞こえづらくなるのではなく、余計な声が聞こえるように—むしろ聴覚機能が高まるかのように—なるのだろう。私は自信がなくなってきた。

ちょうどそのころ、十四例の統合失調症のドーパミンD2受容体遺伝子を読み解いたが、どこにも変異はなかったというアメリカのメイヨクリニックのグループの論文も発表されてしまった。やはり、変異などないのだろうか。ますます自信を失っていった。

不思議なことに、そういうときに限って東京の融先生から筑波へ電話がかかってきた。

「どうだい。もう見つかったかい」と教授の明るい声が受話器から響いた。

見つからないし、アメリカのグループから変異がないという論文が出てしまいましたと私は答えた。すると教授は笑いながら返したのだ。

「大丈夫だ。アメリカのことは気にしなくていい。見つかるから」

まるで、なくした財布がじき出てくるような言い方なのだ。教授にそう言われると、不思議と変異は見つかるような気がして元気を取り戻したものだった。

最後の実験の日

そうして、いわき市と筑波の往復を三年近く続けた。水田地帯の精神科病院で靴を脱いで病室へ上がる。夕暮れのスーパーひたちで海を見ながら、畳の病室での医者としての心構えが研究者のモードに入れ変わる。季節がめぐり年を越え、筑波といわき市の間で幾度も臨床と研究のスイッチが変化した。

その後、アメリカとカナダのグループからも相次いで変異がないという論文が発表された。私は黙々と五〇名の患者のＤＮＡを読んでいたが、変異は一向に見つけられないでいた。そんなある日、融教授は私にいったん大学病院へ戻るようにと連絡してきた。

一九九三年四月から大学へ戻るようにという指令は、医局の人事事情もあったかもしれない。一方で、このプロジェクト自体が失敗として幕を下ろそうとしていた可能性も私は感じていた。なぜなら、ドーパミンは精神機能のみならず血圧など生命維持に必要な機能も担う。したがって、生命維持に関わるような重要なタンパク質に変異など存在しないのだろうという雰囲気が、当時の学界としては優勢となっていたからだ。

当時は、遺伝子を解読するのに放射性同位元素を使って実験した。放射線被曝の危険があるため、特別な隔離施設（ラジオアイソトープセンター）で研究していた。私の隔離施設への立ち入り許可が一九九三年三月末で切れることになっていた。変異が見つからないまま大学病院へ戻るのがどうしてもあきらめきれなかった。そこで、隔離施設への立ち入りを一週間だけ延長してもらった。だから、四月七日が筑波で最後の実験の日だった。祈るような気持ちで、ひとつひとつの実験工程をひときわ丁寧に進めた。そのせいかどうかはわからない。しかし、その日の実験で偶然にも変異を見つけたのである（**図1―1**）[1]。

この変異の存在を知っているのは、世界中で自分一人だと気づいたあの瞬間の感動は生涯忘れることはないだろう。暗室の中でひとり声をあげると、まだ現像液が乾いていないX線フィルムを持って暗室を走り出た。夜中で誰もいない筑波大学の廊下を右へ左へと折れ曲がりながら走った。実験室へたどり着くと、有波先生の自宅へ電話をかけた。有波先生はことのほか落ち着いた声をしていて、翌日現物を見せてくださいとだけ言った。

私は大学近くのコンビニで弁当とビールを買ってくると、実験室でひとりX線フィルムをながめながら祝杯をあげた。酔いも手伝ってか、もうこれで畳部屋で正座して点滴するような精神科医療ではなくなるはずだと誇大的な空想にふけった。

翌朝、いつもより心もち早めに出勤した有波先生は、X線フィルムを黙って見ていた。

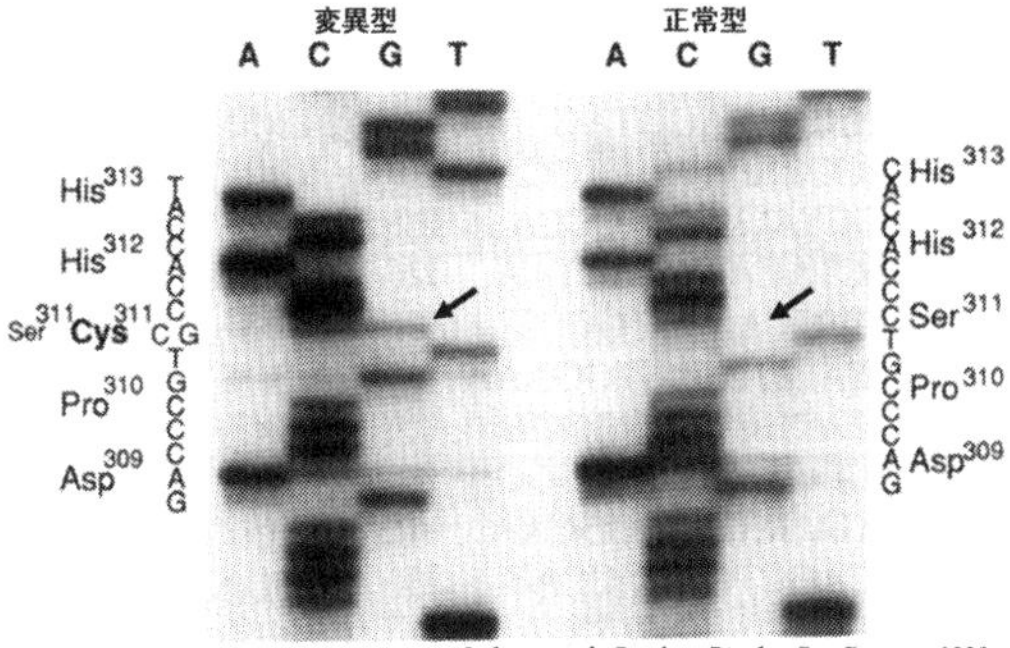

Itokawa et al. Biochem Biophys Res Commun 1993

図 1−1　DNA を標識した放射線で感光されたX線フィルム
右の患者の矢印にバンドがないが、左の患者の矢印にはバンド（変異）がある。

「こんなことってあるんだなあ」と、不思議そうにつぶやいた姿が記憶に残った。よりによって、最後の実験で見つかるなんて。

有波先生は、私が解析した方法とは別の手法で変異の存在を慎重に確認し、やはり本当に変異があるらしいと判断してから融先生へ報告した。融先生も大変喜んだ。

「だから、あると言ったじゃないか」と笑った。

私が筑波から大学病院へ帰った後、有波先生は私の見つけた変異が病気と関連するのか、無関係なのか調べた。具体的には一五六人の患者と三〇〇人の健康成人で変異を持っている人の数を調べた。変異が病気を起こしやすくするのであれば患者集団では健康成人

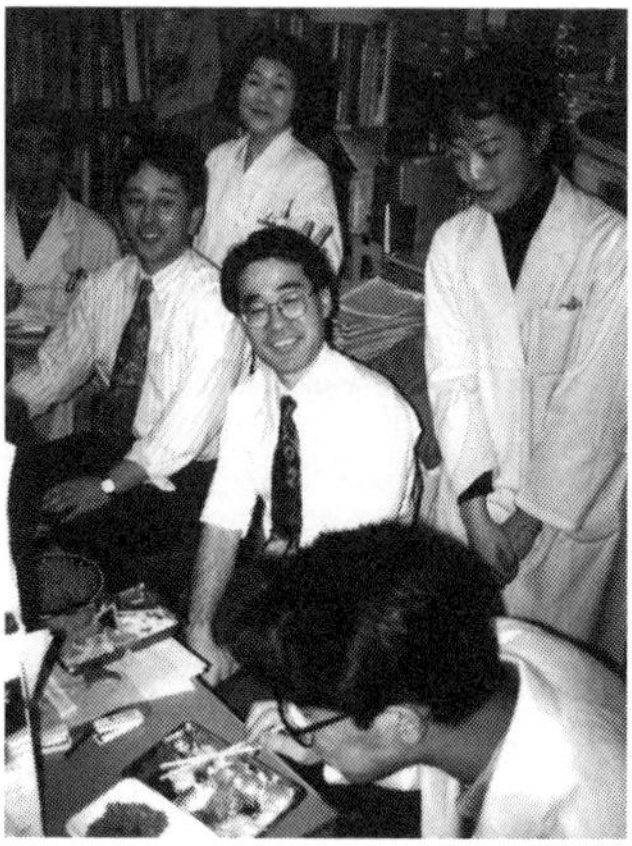

図1−2　東京医科歯科大学神経科学グループ

より高い頻度で変異が見つかるはずだ。

その結果、変異を持つ人は持たない人より三倍程度統合失調症にかかるリスクが上がる——患者では健康成人より三倍の頻度で変異を持つ人が多い——ことがわかった。この結果は、ランセットという英国の一流医学雑誌に発表され[2]、新聞やラジオでも報道された（図1−2）。

統合失調症の発症リスクはきわめて小さかった

ドーパミン受容体に変異を発見したのは医者になって四年目、研究者としてもまだ駆け出しだったころだ。あのときはほっとしたのと、やっぱりなという気持ちが入り混じった気分だった。というのも、私は実験があまりうまくなかったからだ。かといって、決して不器用だったわけではない。格別不注意なわけでもない。しかし、実験結果は安定せず、出るべき電気泳動のバンドが出なかったり、ゆがんでいたりすることがしばしばあった。

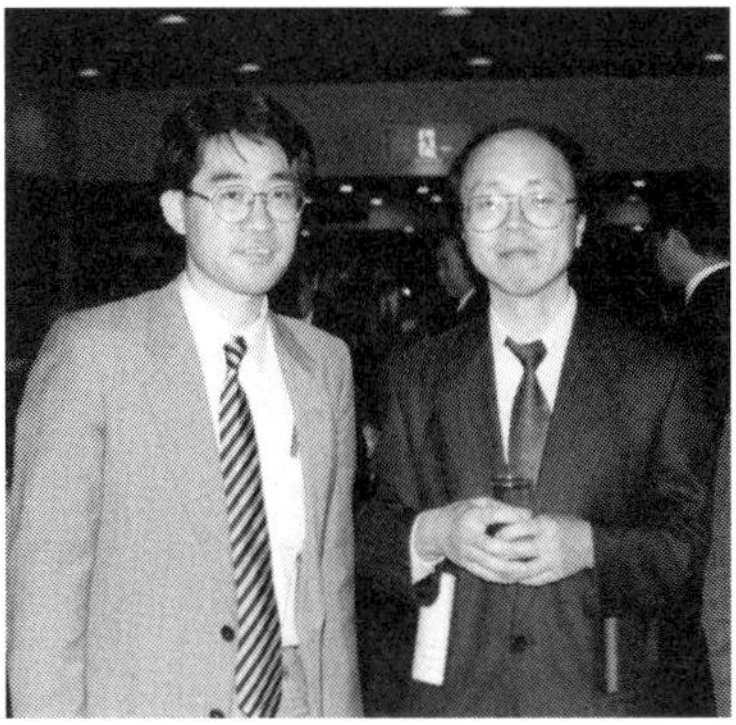

図1−3　有波忠雄先生（筆者左）、1991年ごろ

心配した有波先生が、実験台に並んで私と同じ実験をしてくれたことがあった（図1−3）。同じプロトコールに従って、手元を比べながら間違いがないように。しかし、有波先生の実験結果は見事で、私のはさんざんだった。

そのせいもあってか、ドーパミンD2受容体に遺伝子変異がないという論文が、一番乗りを競い合う海外の研究室から発表されてもあまり気にならなかった。人様はどうであれ、自分は実験が下手だから結果がうまく出せないのだ。そんなふうに感じていた。だから、筑波を去るという最終日に変異が見つかったときは、ほらね、とでも言いたい気分だった。やっぱり、あるべきものを見つけられないのは自分の腕のせいだったとでもいうように。

東京医科歯科大に戻って一年ほどして、ランセットに論文が発表された。ドーパミンの異常が統合失調症の原因らしいという仮説は精神医学界の老舗の学説だった。そのドーパミン受容体に本当に遺伝子変異があったという発見だ。発表の前日は全国からの問い合わせに備えて医局会で対応が話し合われた。発表当日は、新聞やラジオでもニュースになり、医局に直接電話がかかってくるケースも何件もあったらしい。

世界的な発見に沸く周囲を見ていたら、精神科医療の未来が案外簡単に明るくなるような気がしてきた。昭和初期のような狭い畳部屋の病室ではなく、内科のように西洋式のベッドが並び、清潔で近代的な病室になる。見栄えだけではなく、血液や脳画像のような客観的なマーカーで診断がつく時代がすぐそこまで来ている気がした。統合失調症も自分が現役のうちに解明できるのではないかとさえ思ったりした。

ところが、雲行きは急に怪しくなっていった。その年だけで世界各地から8つの研究グループが、私の見つけた変異が統合失調症で健常者より本当に多いのか追試を発表した。この結果、なんと半分のグループは統合失調症と健常者で変異の頻度に差はないという結果だったのだ。患者群と健常者群から同じ頻度で変異が見つかるなら、その変異は病気のなりやすさとは無関係ということだ。

翌年もその次の年も追試は続き、その論文数は30を超えた。しかも、それらの半分のグループでもやはり差がないというのだった。私の見つけた変異が本当に統合失調症のリスクファクターなら、変異は常に統合失調症で健常者より多く検出されるはずだ。

あきらかに旗色が悪いと感じた。ランセット発表の前日には問い合わせに備えて医局会まで開き、ランセットへの論文発表を境にして精神科医療が変わるかもしれないと期待させた結果だったはずなのに。

私はなぜかばつが悪かった。かといって、私には何もやましい点などない。まじめに地道に実験をした結果だった。何か致命的な落ち度でも自分はおかしていたのだろうかと不安になったりもした。いったい、何が起きているのか、当時の私には理解できなかった。

やがて、30の追試結果を足し合わせた最終的な解析（メタ解析）が行われた。ひとつひとつの論文は一〇〇名前後の患者と健常者で変異の頻度を比較したものだった。メタ解析ではそれらの結果を足し合わせる。すると、患者数、健常者数ともに五〇〇〇名を超えた。こうするとひとつひとつの論文の結果のばらつきも相殺され、統計学的な検出力もアップするため、最終決着がつけられると考えられていた。メタ解析の結果、私の見つけた変異が持つ統合失調症のリスクは1.3倍と算出された。(3,4) 1.3倍とは……きわめて小さい。

たとえば、統合失調症は一〇〇人に一人がかかる病気と言われる。これは、通行人をランダムに一〇〇人集めてきたら、一人は統合失調症の経験者という意味になる。一方、リスクが1.3倍とは、私の見つけた変異を持った人ばかりを一〇〇人集めて、そのうち1.3人が統合失調症の経験者という意味だ。つまり、わずか0.3人分しか発症リスクは上がらないのだ。これではとても原因遺伝子だなどとは言えないと感じた。

統合失調症の研究は再現しにくい

実は、一九九三年に私が筑波大から東京医科歯科大へ戻ってから一五年ほどの間に、世界中で数百種類の遺伝子について変異解析が行われるようになっていた。そして、そのほとんどのメタ解析の結果も1.3倍程度の小さい発症リスクばかりだったのだ。

こうなると、小さい発症リスクだの、追試で半分しか同じ結果が出ないなどとは、私だけに起きた問題とはいえない。ドーパミン受容体だけではない。どの遺伝子を調べても小さいリスク変異しか見つけられないのである。遺伝子変異を探し出して、患者集団と健常者集団を集めてきて比較するという方法そのものにも問題がありそうに思えてきた。

そもそも、統合失調症の研究というのは、結果が再現しにくいことが昔から知られていた。顕微鏡を用いた一〇〇年前の研究でも、これぞ統合失調症の神経変化といった論文はいくつもあるが、追試で同じ結果が確認できないのだ。ある英語論文には「統合失調症研究は神経病理学者の墓場」と書かれた有名な言葉があるくらいだ。これは、統合失調症という病気そのものにまつわる特徴かもしれないと思えてきた。統合失調症だから、再現できないのではないだろうか。

そこで、当時考えていたことがある。いったい統合失調症とは、内科の病気でいうと何に一番近いだろうかということを。

たとえば、心筋梗塞を例にあげてみよう。心筋梗塞は心臓の冠動脈という血管が詰まる病気だ。血管の病気は急性に発症する。発症時刻を正確に示すこともできるほどである。一方で統合失調症は慢性の病気であり、ゆっくりと始まるので心筋梗塞の経過とまったく異なる。また、心筋梗塞は死亡後に解剖すると心筋に虚血による壊死を見ることができるが、統合失調症の死後脳には虚血も壊死も見当たらない。

それでは、統合失調症と同じ慢性の病気である肝炎はどうだろう。慢性に経過する点は統合失調症と近いかもしれない。しかし、死後の解剖で肝臓には炎症が見られるが、統合失調症の死後脳には炎症は見られないのだ。

あれこれ、そんなふうに考えていたら、なぜだか膠原病という病気にたどり着いた。膠原病では関節リウマチが一番有名だが、それ以外にも全身性エリテマトーデス、強皮症、多発筋炎など一〇以上の病気が含まれる。全身の血管や関節などに炎症が生じる病気だ。私がこれを統合失調症と似ていると感じたのは、原因がわからないために症状や検査の組み合わせで病名を付けていた点が統合失調症の診断過程と似ていると感じたからだ。

統合失調症は疾患ではなく症候群だった

原因が特定できない病気を症状や検査の組み合わせによって名づける病名を症候群という。一方で、原因を特定できた病名が疾患である。症候群と疾患の違いを、後天性免疫不全症候群（ＡＩＤＳ）で説明しよう。

最初にＡＩＤＳが発見されたのは、一九八一年にアメリカで男性同性愛者の間でカリニ肺炎の流行が報告されたことに始まる。その後、カポジ肉腫の合併例も報告された。カリニ肺炎もカポジ肉腫も免疫力が低下したときにかかる感染性の疾患であり、ＡＩＤＳは原因不明の免疫力が低下する病気と考えられた。原因はわからないが免疫力の低下に伴いカリニ肺炎やカポジ肉腫などの疾患が合併する病気をひとまとまりにしてＡＩＤＳと名付けた。このようにいくつかの病気を一つの病名で呼ぶことを症候群という。

一九八三年になると、フランスのパスツール研究所で患者からヒト免疫不全ウイルス（ＨＩＶ）が発見され、ＡＩＤＳは免疫を低下させるウイルスの感染が原因であることが判明した。この瞬間にＡＩＤＳという「症候群」は原因ウイルスが明らかなＨＩＶ感染症という「疾患」に変化したわけだ。

原因が明らかな疾患にとって、症候群のとき注目していた症状の組み合わせはあまり重要ではなくなる。なぜなら、ＨＩＶが陽性か陰性かによって診断がついてしまうので、カリニ肺炎やカポジ肉腫を重視する必要がなくなるからだ。

統合失調症の診断基準も、幻覚、妄想など五つの症状のうち二つが一ヶ月存在することをもって診断することにしている。つまり、ＨＩＶのように原因が特定できないので、カリニ肺炎やカポジ肉腫を数え上げている段階なわけだ。

統合失調症研究で、小さい発症リスクや追試で半分しか同じ結果が出ない理由がわかってきた。それは、統合失調症が疾患ではなく症候群だからではないだろうか。ＨＩＶが陽性の患者だけを集めてくれれば、発症リスクは一〇〇%であり、追試で同じ結果が一〇〇%得られる。しかし、HIVでなく、カリニ肺炎やカポジ肉腫を目印にして患者さんを集めてくると、末期がんやステロイドの長期内服者などによる免疫低下で生じたカリニ肺炎（HIV陰性）が混在してくるため、患者さん全体のなかでのHIV感染症の発症リスクは低下してくるし、追試で結果が同じになる確率も下がってくる。

原因がわかっている疾患と違って、症候群にはさまざまな原因が混在している。だから追試のたびに、被験者集団の原因の混ざり具合が変化する。統合失調症研究が再現しにくいのは、統合失調症が症候群だからなのだ。

再び研究所と病院を往復する日々

いったい、どうすれば統合失調症の原因を突き止められるのだろうか。あれは、私が四〇歳のころだった。研究室の窓から外をながめながら、途方にくれていた。

現在私が勤務している東京都医学総合研究所は、二〇一一年に都立松沢病院の隣に移転してきた。私が四〇歳のころだった二〇〇〇年ごろはまだ移転前だったので、研究所は

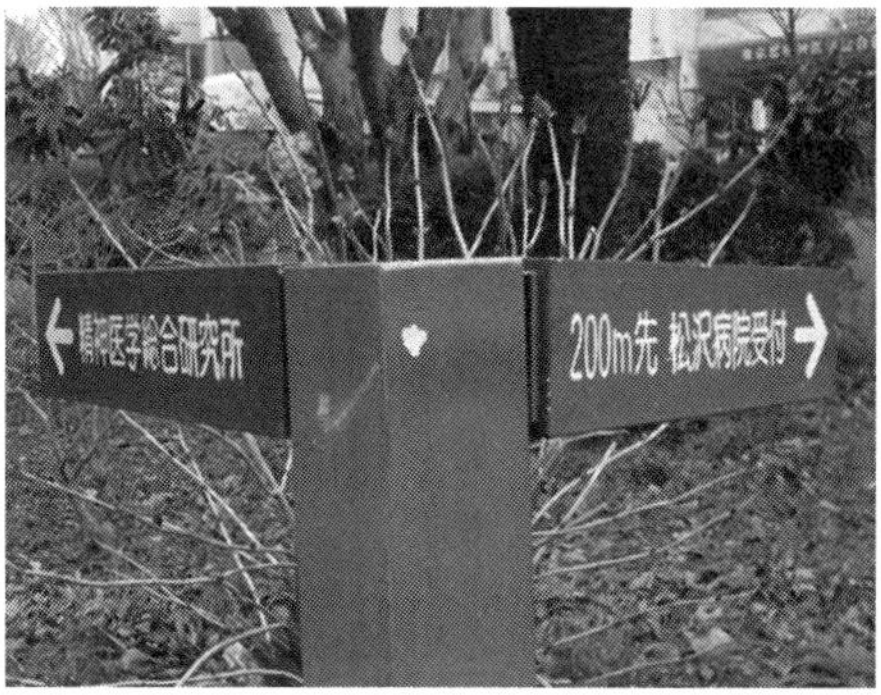

図1−4　病院内の標識。左は研究所、右は病院受付

松沢病院の中に建っていた（図1―4）。このため、研究所の窓からは、外を歩く患者さんたちがよく見えたし、研究所のロビーでも多くの患者さんの様子をよく見ることができた。患者さんたちは、私立病院から断られるような重症な人が多かった。松沢病院のような公立病院は税金で補助されているので原則として納税者の入院を断れないのだ。

　症候群はさまざまな原因が混在しているので、なかには症状の軽い人も重い人もいる。患者さんを見ているうちに、ふとある考えが頭に浮かんだ。原因物質をわずかしか持たない人は軽症で、たくさん持つ人は重症ということはないだろうか。だとしたら、症状の重い人を研究したほうが、原因物質が見えやすくなるのではないだろうか。目をこらして軽症の人のわずかな原因物質を探るよりも、重症な人の多量な原因物質を対象としたほうが発見しやすいに違いない。

このときから私は、症状の重い人に対象を絞って研究してみることにした。

研究所から渡り廊下を歩いて病棟を訪れ、抗精神病薬の効果が出にくい人や、長期間入院療養が続いているような症状の重い人がいると、研究について説明し、協力してもらえないかと直にお願いしてまわった。そして同意書にサインをもらうと病棟で患者さんの採血をし、血液を収めたクーラーボックスを抱えて、今度は渡り廊下を渡って研究所まで戻り、遺伝子を解析した。

そのようにして研究所と病棟を往復する生活が数年続いた。ある日の夕方のこと、実験室で元気のない学生さんを見つけた。声をかけると、遺伝子解析がうまくいかないと落ち込んでいた。データを見せてもらうと、遺伝子配列をしるした波形が確かにデータの途中から乱れて読めなくなっていた。彼は何度やっても、同じところから波形が乱れて遺伝子配列が読めなくなると言って悩んでいた。ところが、私はデータをよく見て驚いた。それは、彼の実験の不手際や失敗などではなかった。非常に珍しい遺伝子変異がそこにあるため、波形を乱している特殊な現象だったのだ。

私は彼とは別の方法で同じ患者さんの同じ遺伝子を調べてみた。すると、ちょうど波形が乱れた位置でDNAが欠けていることが判明した。この結果が本当だとすると、この患者さんではこの遺伝子が欠けたせいで、この遺伝子からつくられるタンパク質が半減することになる。そこで、この患者さんの血液でタンパク質の量を測定してみると、やはり遺伝子が正常な被験者のタンパク量の半分しかないことがわかった。

このタンパク質は、体の中でカルボニルストレスという代謝障害が起きたときに、それを解毒する作用のある酵素だった。ところで、生物は酸素なしには生きられない。しかしながら、酸素には生命にとって有害な副作用もあり、カルボニルストレスは酸化ストレスによって発生する。カルボニルストレスは糖尿病や腎臓病でよく見られ、老化を促進したり動脈硬化や糖尿病の合併症を悪化させたりするため内科領域ではよく研究されていた。

二十五倍の発症リスクがあることをつきとめた

精神科でカルボニルストレスに着目したのは私たちの研究室が初めてだった。遺伝子変異のために酵素が半減したとすれば、解毒力が低下したこの患者さんのカルボニルストレスは増加しているのではないだろうか。そこで、私たちはこの患者さんの血液で、カルボ

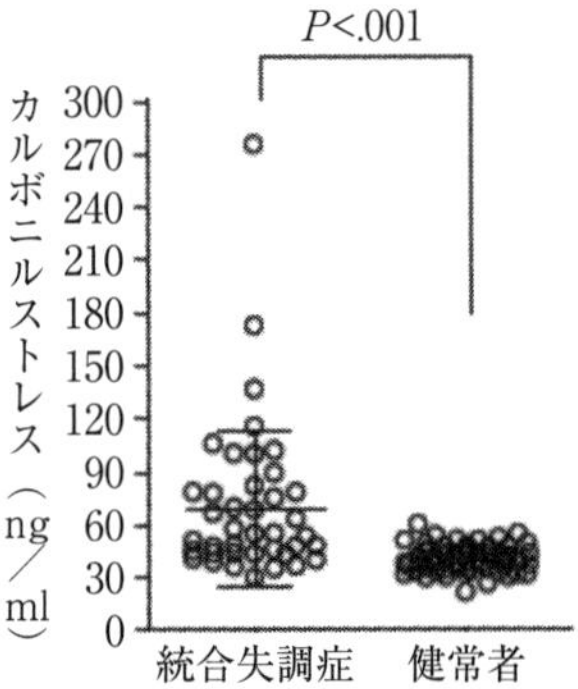

図1−5　血中のカルボニルストレス

ニルストレスを測定してみた。すると、健康な人の約四倍にまで増加したカルボニルストレスが検出された。

統合失調症は症候群である。したがって、カルボニルストレスが重い人も軽い人も含まれているはずだ。そこで、一般の統合失調症と健康な被験者のカルボニルストレスを測定してみた。すると、糖尿病も腎障害もない健康な被験者では一例もカルボニルストレスは検出されなかったが、糖尿病も腎障害もない統合失調症の四割でカルボニルストレスが検出された[5]（**図1−5**）。

それら統合失調症のカルボニルストレスは、予想通り健康な被験者の六倍を超える高い値から正常値とほぼ同じ程度の低い人までさまざまな値が認められた。そして、当初の予測どおりカルボニルストレスの値が高い人は重症の人が多かった。カルボニルストレスの統合失調症に対する発症リスクを統計学的に計算したところ、二十五倍という高い値を得ることができた。ついに大きな発症リスクを突き止めることができた。

症状の重い人に的を絞ったからこそ、酵素活性が半分まで減る珍しい遺伝子変異を発見できたのだと思う。そして、めずらしい遺伝子変異に出会ったからこそ正常の四倍まで増加したカルボニルストレスを突き止めることができた。そして、症候群には複数の原因が混ざることを承知の上で解析したからこそ四割でカルボニルストレスを検出できたのだ。つまり、症候群だからこそ、カルボニルストレスがない六割の患者とカルボニルストレスがある四割が混在して当然だと考えた。こうした戦略の結果、二十五倍という大きな発症リスクを射止めることもできたのだ。

統合失調症という疾病概念は一九世紀末にドイツの精神医学者クレペリンによって提案された。このとき、彼の疾病分類では、統合失調症は代謝障害の項目に割り当てられていた。彼は病気の経過に注目して慢性に進行するものを統合失調症に、進行性の経過をたどらないものを躁うつ病とする二大分類を考案した。おそらく、慢性に進行する経過を代謝

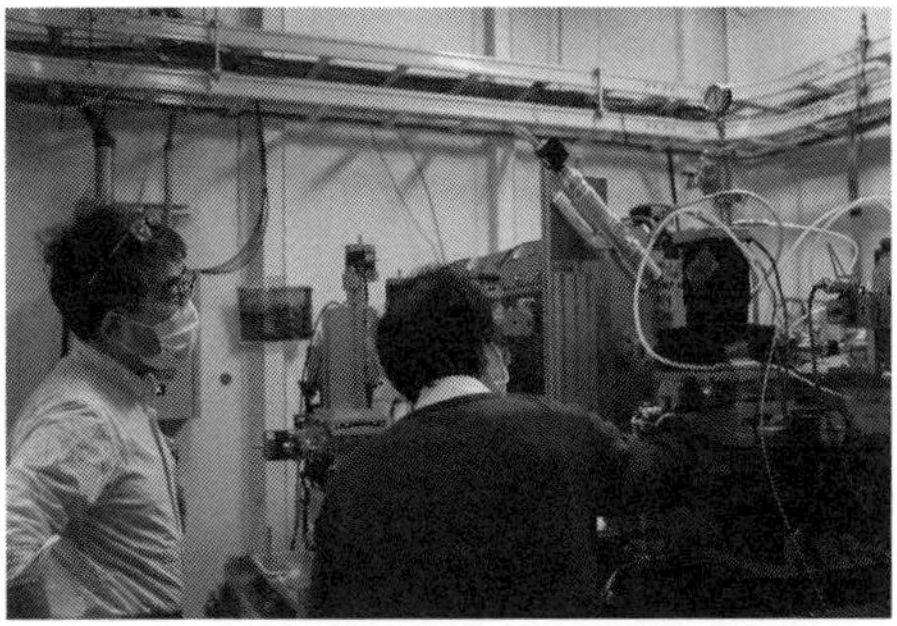
図1−6　スプリング・エイトで標本をセットする東海大の水谷隆太教授。筆者左

性疾患の経過に似ているとも考えたのかもしれない。偶然だが、私たちが突き止めたカルボニルストレスも代謝障害である。

代謝障害が見つからなかった六割の患者群の中からは、また別の代謝障害が発見できるのかもしれない。そうして、統合失調症はいくつかの小さい疾患の集合体として分解されてしまうのかもしれない。研究室の窓から外を歩く患者さんたちの姿を見ながら、そんなことを空想していた。

ちなみに、クレペリンは将来、科学が進歩したら統合失調症の脳に神経細胞の異常が見つかるだろうと予言していた。そこで、私たちは死後脳を用いて神経の形を検討してみた。

兵庫県にあるスプリング・エイトと呼ばれる大型加速器で発生させた電磁波を使って（図1—6）、

一〇億分の一メートルという精密な解像度で神経細胞を解析した。生前に統合失調症と診断されていた人の死後脳と精神疾患を持たない人の死後脳を比較したところ、統合失調症の神経細胞の形に特徴的な変化を見出した。カルボニルストレスを生前に持っていた統合失調症の死後脳の変化は特に大きかった。[6]

幻聴や妄想はなぜ生じるのかを説明できない

統合失調症という疾患概念を提案したクレペリンが考えていた通りに代謝障害を発見し、彼が予言した通りに神経細胞の形に特徴的な変化を見出した。それでは、統合失調症は順風満帆に解明されたのだろうか。ところが、話はそう簡単には進んでいない。

それは、私たちの研究だけに限った話ではなかった。この三〇年で膨大な量の統合失調症に関する科学的な知見が発表された。それらは、脳のミクロなレベルでの発見が多い。ところが、脳神経にミクロな異常が生じると、それがどうして幻聴や妄想になるのか一向につながらないのだ。なぜなのだろう。

多くの内科や外科の疾患はモノの状態が疾患原因として実在する。たとえば、尿管結石では腎臓と膀胱をつなぐ細い尿管に石が挟まって激しく痛む。薬を飲んで石が尿管からはずれて尿と一緒に排出されれば治癒である。管に石が挟まれば発症で、石がなくなれば治癒である。まさにモノの状態で疾患が定義できる。

狭心症も冠動脈に狭い部分があれば発症であり、ステントという管状の器具を冠動脈内に挿入して狭い部分を広げれば治癒である。冠動脈という管の狭い広いというモノの状態が疾患の原因となっている。

ところが、幻聴も妄想もモノではない。だからこそ、幻聴を生じるようなモノの状態を探して神経というモノやＤＮＡというモノを研究するわけだ。しかし、現在までのところミクロのモノの異常の報告はあっても、それが幻聴や妄想の具体的な成立過程を説明できていない。

止まったままの時間

二〇一一年三月一一日、東日本大震災が発生した。ちょうど、研究所が松沢病院の敷地内から、病院の隣に移転が完了した直後だった。私は松沢病院の病棟から研究所へ戻る途

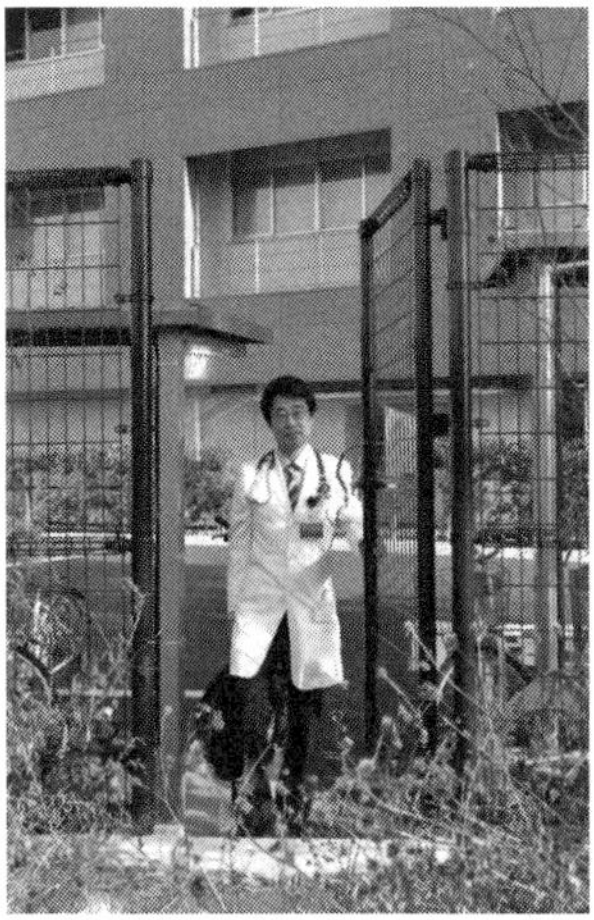

図１−７　研究所と松沢病院の境界のフェンス

中、もうすぐ研究所へ到着するというところだった。病院の敷地のフェンスの扉を開け（図１−７）、研究所の敷地内に足を一歩踏み入れようとしたまさにそのとき、大地が大きく動いた。研究所の駐車場に駐車している自動車が激しく上下に揺れ、免震構造の研究所が左右にゆっくりとスライドしているのが見えた。

これはただごとではないと感じ、そのまま病棟へ引き返すと、看護師たちが入院患者の点呼をして患者さんたちの無事を確認しているところだった。病棟内の診察室へ入ると診察机の引き出しが地震の揺れですべて開いてしまっていた。病棟のデイルームに出ると、そこにはいつでも避難できるよう患者さんたちが集められていた。そのとき、大きな余震がきて患者さんたちが悲鳴をあげた。私は机の下に入るように皆に声をかけた。机の下にかがんでいると、不安そうな表情の患者さんと目があった。私は黙ってうなずくと彼は視線を伏せた。余震が終わって机の下から出たとき、デイルームのテレビに映し出された、海水にがれきが押し流されながら町を流れていく津波の映像が目に入った。

震災発生から一ヶ月ほどしたとき、東京医科歯科大の医局から連絡がきた。二〇年前わたしが勤めていた福島の病院が原発事故の影響で医師不足になっているという。かつて、福島の病院に勤めたことがあるOBたちが、交替で福島へ支援に通い出した。私も週末を利用して福島の病院へ向かった。

スーパーひたち号に乗るのは二〇年ぶりだった。上野を出発すると、窓の外のビルがだんだんと減り、進行方向左には広大な田園風景が広がり始めた。一時間ほど走ると右側の窓から海が見えた。津波の影響で骨組みだけになったり、土台だけになったりした建物がいくつもあった。左側の窓からは、地震で瓦が落ちたためブルーシートをかけられた家々が点々と広がっていた。

スーパーひたち号が目的地に到着した。二〇年前、たいらと呼んでいた駅がいわきという駅名に変わっていた。駅からタクシーで一五分ほど走ると病院へ到着した。病院は建替えられていて二〇年前とは見違えるほど近代的できれいな建物になっていた。病棟へ入るとかつての畳部屋はなくなり、すべてがベッドの部屋に変わっていた。当時、畳部屋で点滴をしながら精神科医療が遅れていると嘆いたことを思い出した。案外、二〇年の歳月で医療は変わったのかもしれないと感じかけたときだった。二〇年前に私が担当した患者さんを病棟で見かけたのだった。

私はあれから、いくつもの研究所や大学を移りさまざまな人と出会い、結婚も留学もして自分の研究室を持つまでに至った。この同じ二〇年をこの患者さんは社会に戻ることができずに、この病棟で過ごさざるをえなかったのだ。この事実を知って胸が痛んだ。

第二章　答えは人の中に

ミクロの中に答えはあるのか

なぜ、カルボニルストレスがあると幻覚が現れるのか。どうして神経細胞の形が変わると、妄想を生むのか。この難問は私だけの個別の問題ではなく、今の脳科学が乗り越えられない壁でもある。

近年の脳科学は、極限まで生命現象をミクロのレベルへと細分化し、研究はより大がかりな仕掛けを用いるようになった。

虚心にこの統合失調症研究の壁と向き合うとき、私は自らの研究の原点を振り返る。それは、ミクロへ降りていく手法とは逆の、目の前の患者さんをまるごと感じとろうとする姿勢だったはずだ。

ふたたび私がドーパミンD2受容体の遺伝子変異を発見したときの話をしようと思う。私が筑波から東京医科歯科大学の融《とおる》教授へ第一報を電話で告げたときのことだった。そのときの融先生の言葉が今でも忘れられない。

「ドーパミンD2受容体の変異が病気と関連するかしないかは、これから統計学の手にゆだねられていくだろう。それでも、答えはすべて目の前の患者さんのなかにある。いま、変異を持った患者さんと直に会うことができる精神科医は世界中で君しかいない」

私はこの言葉にはっとさせられた。確かに、変異が何か特定の影響をもたらしているのならば、それは患者さんに現れる可能性がある。私はいわき市の病院で多くの患者さんを診療したのだから、患者さんとじかに接してみれば、何かしらほかと違うものを感じとることができるのではないだろうか。

当時、ドーパミンD2受容体の変異を持った患者さんは一三名おり、彼らはいくつかの病院に分かれて入院していた。私はそれらの人たちに何日かかけて、電車を乗り継いで会いに行った。一人目、二人目と面接を重ねるうちに、私はおやと思うことがあった。

統合失調症の患者さんに接すると、独特の心理的な距離感とこわばった人当たりの感触を感じることがある。オランダのリュムケという精神医学者は、こうした距離感のある感情交流の硬さを「プレコックス感」と呼んで、これを感じたら統合失調症と診断できると提案したこともある。ところが、変異を持った方たちには、おしなべてこのプレコックス感がないのだ。面接していると柔らかな感情の交流を感じた。彼らは、人当たりがなめらかな印象だった。

筑波へ戻ってきて有波先生にそれらを報告すると、「なめらかな人当たりの感触」とは文学的な表現であり、サイエンス論文の記述ではないと指摘された。

そこで、症状を項目ごとに分けて得点をつけて数値化し、それを統計処理することでサイエンスの論文として成り立つように工夫した。すると、変異を持った人は持たない人と比べて、特定の症状のスコアが有意に低い（軽症である）という結果が得られた。

スコアが低かったのは陰性症状と呼ばれる感情や意欲の障害を示す一連の症状だった。面接したときに私が感じた柔らかい人当たりとは、サイエンスのスコアにしてみると、感情が豊かで意欲的だったという意味になった。この結果はランセットにも掲載された(1)。

この体験は、その後三〇年余りにわたる私の研究スタイルに強い影響を与えた。

近年の精神疾患の科学研究の主流だったのは、患者さんに遺伝子変異が見つかると、その患者さんのリンパ球を薬剤処理後にiPS細胞にして変異を持った神経細胞を作成し、ミクロのレベルで異常をつきとめようとすること、または、遺伝子工学の技術を用いて患者さんと同じ変異を持ったマウスを作成し、マウスの脳を解析してミクロのレベルでつきとめようとすることの二つだった。

すなわち、患者さんのなかに科学的な証拠を発見すると、ミクロのレベルでそれを再現することによって原因を解明しようとするのがスタンダードとなっている。

しかし、融先生の考え方はミクロへ分け入るのではなく、逆に患者さん自身へと戻っていったのである。

私たちは患者さんのDNAなどを研究するとき匿名化された検体を扱っている。実験室で何か発見したときは、所定の手続きをとって匿名化を解除して患者さんに会いに行く。そこで、虚心坦懐になって患者さんと向き合う。そして実験室で発見したものとの関連が見られないかと五感を総動員してつかみ取る努力をした。私のこの研究スタイルは融先生の「答えは患者さんのなかにある」という言葉から影響を受けたものだ。

被験者を募るときも、実験室での発見を予想させるような何かを感じる患者さんに研究協力をお願いしていた。

分子レベルの物質の世界へとどこまでも分け入っていく当世のスタンダードとは異なる研究スタイルと言えるかもしれない。その人からしか感じとれない何かを大切にする研究スタイルだ。

「何か」を感じる患者さんに研究協力をお願いする

第一章でも述べたが、私は二〇〇一年に東京都精神医学総合研究所に赴任するまでは、病院で常勤医として働き、週末になると研究所で実験するか、反対に常勤で研究所に勤めて週末に病院で診療するかして、数年おきに転勤を繰り返していた。

病院でしばらく診療を続けると精神科医療の遅れが目についてきて、もっと研究をしなくてはとソワソワしだし、研究所に長くいると今度はこんな小さな発症リスクでは真の原因が見つかるはずがないと思い、居ても立ってもいられなくなった。

こんなふうに絶えず気持ちが揺れていた。病院にいると研究が必要に思えて、研究所では実際の患者さんを診なければ答えは見つからないと思った。

だから、東京都精神医学総合研究所へ来たときは、これだ！と思わず膝を打ちたくなった。東京ドーム四個分の病院の敷地には、二階建ての病棟が一〇棟以上点在し、総ベッド数は千床近い数にのぼった。

たくさんの病棟が立ち並ぶその広大な敷地の中に研究所があったため、いたるところで患者さんの姿を目にすることができた。

このため、いわきの病院に勤めていたころのように、電車を乗り継いで臨床医から科学者のモードに心を切り替えることなく、研究者のまま臨床が見れたし、臨床医のモードのまま研究室へ戻ってこれるようになった。ここなら、「答えは患者さんのなかにある」という融先生の言葉を実行するにはピッタリな環境だと確信した。

ある日のこと、いつも出入りしている病棟で、ある患者さんが目にとまった。(2) あまり他の患者さんと交わることなく、いつも病室でひっそりと文庫本を読んでいた。顔色が悪く、浮かない表情で本に目を落としている姿が気になっていた。

その日は、かたわらに置かれたギターケースが目にとまったので、どんな曲を弾くのか話しかけてみた。「たいしたものは…」と口を開いたが、あとは言葉を濁し本へと目を伏せてしまう。そういえば、ギターを弾いているところを見たことがない。

読んでいる本のことを聞いてみると、言葉少なに内容に触れるが、態度がなんともよそよそしくて取りつくしまもない。

体幹と釣り合いを欠いた大ぶりな頭部に広い額がせり出した独特の風貌が特徴的であり、強い近視で同心円にくすんだ眼鏡から目の表情がうかがいにくかった。

カルテを見ると急性期には「脳にマイクロチップが埋め込まれ、政府からコントロールされている」といった訴えが記述されていたが、そのことをあらためて確認すると、憮然とした顔で「現在も過去にもそういうことはなかった」とにべもなく否定する。その後も、毎週のように病室を訪れては、ぎくしゃくとした会話を交わすことを辛抱強く続けた。

ある冬の寒い午後、腎障害の食事制限を守らないことを注意した受け持ちの看護師と彼が厳しく言い合う場面に遭遇した。間に入って彼の言い分を聞くと、肺や腎臓のことでさまざまな検査を繰り返されることに不満がうっ積しているという。慎重に話を聞いてみると、受けている医療行為全体に被害的な意味付けを持っており、腎臓の検査は自分への嫌がらせだと述べるなど精神症状がまだあるようだった。

しかし、身体診察には意外なほど抵抗なく応じ、聴診、触診、神経学的検査など一通り終えると、私に対するお礼まで口にした。診察の結果、軽度の貧血や脾臓の腫大がありそ

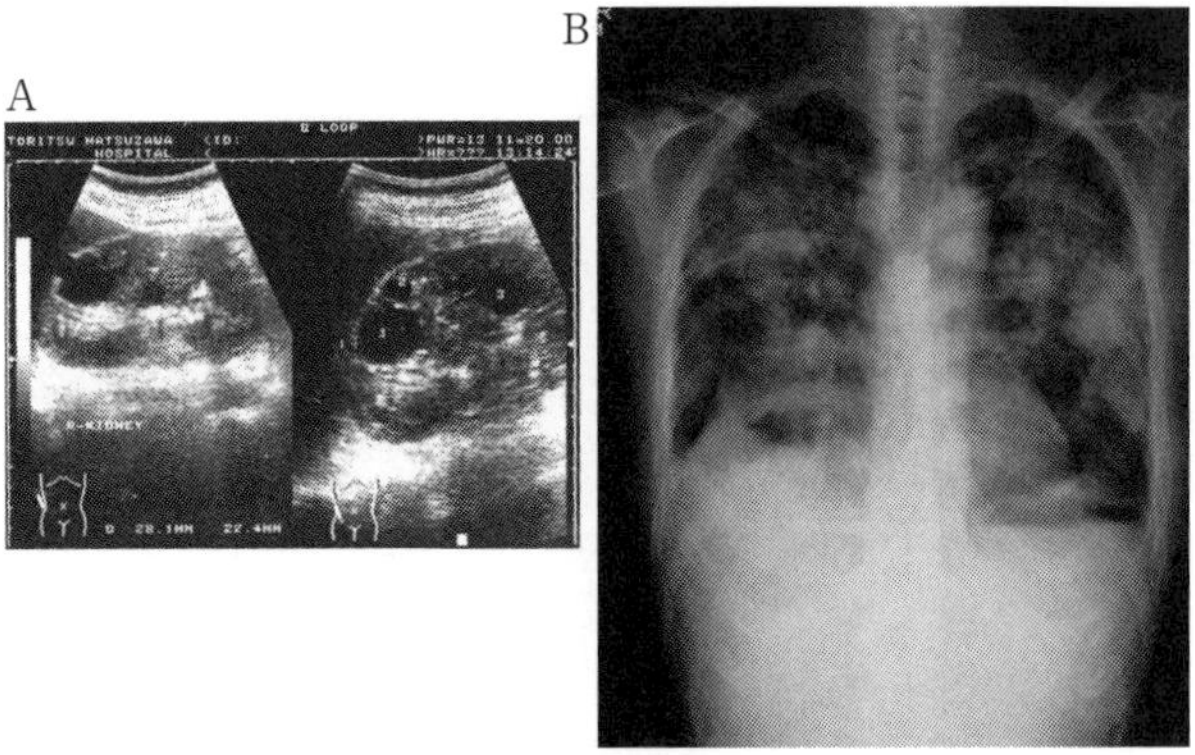

図2－1　腎臓と肺の検査所見
（A）多発性嚢胞腎、（B）粟粒性肺病変

うな所見が認められた。

カルテの検査所見を見ると確かに腎機能障害があり、エコーで右腎臓に多発性嚢胞腎《のうほうじん》、左腎臓に珊瑚状《さんごじょう》結石が同定されていた（図2－1A）。

結石については、超音波による破砕術を受けるため他の病院へ転院したが、治療を自己判断で中断して帰ってきてしまっていた。

また、脾腫《ひしゅ》もエコー所見に記録されていた。レントゲン写真で両側肺野に粟粒性《ぞくりゅうせい》の陰影が認められ（図2－1B）、呼吸器内科で転移性肺癌、結核、塵肺症《じんぱいしょう》などを検査したがそれは否定されていた。

これらの記録を見た瞬間、ブルース・ブライヤーというデュシェンヌ型筋ジストロフィー

（ＤＭＤ）の少年が脳裏に浮かんだ。(3) 彼は慢性肉芽腫症《にくげしゅしょう》、網膜色素変性症、マクラウド症候群（神経と血液の病気）を合併する珍しい症例で、Ｘ染色体から大きな欠失が見つかりＤＭＤの原因遺伝子ジストロフィン発見のきっかけをつくった。

少年の三つの合併症の遺伝子とジストロフィンはＸ染色体の近い領域に並んでおり、少年ではこの領域をまたいで欠失が生じたため、珍しい多発合併症例となったのである。ふと、複数の臓器に病変を持つ彼にも大きな欠失はないだろうかと思った。

さっそく病室を訪ね、研究のために遺伝子や染色体の検査をさせてほしいとお願いすると、「検査はそれだけで済まない。嫌がらせではないだろうか」と拒否し、ほかにも妄想的ともとれる質問もいくつかあったが、丁寧に説明すると採血は一回だけと念を押されてやっとのことで同意がとれた。

医療行為全体に被害的な意味付けをしていた彼が、一回と条件をつけたにせよ採血に応じたのは、それまでに規則的に病室を訪ねていたことと、ナースとの口論の際にとった私の対応を、多少なりとも自分側に立ったものと受け取ってくれたのかもしれない。

染色体の切断点にある遺伝子をさがす

ブルース・ブライヤー少年のように染色体に欠失がないか、さっそく彼の染色体検査を行った。すると、4番染色体と13番染色体の一部がちぎれて入れ替わる転座が生じていることが判明した(図2―2)[4]。

これを見たとき、私はスコットランドの染色体転座の家系を思い出した[5]。この家系では、二九名が染色体の転座を持ち、そのうち二一名が精神疾患に罹患していた。そして、転座によって染色体が切断される場所からDISC1という遺伝子が切断により破壊されていることが判明した。そのため、DISC1の切断によってその機能が失われることと、転座を持つ人々との精神疾患の関連性が疑われた。

その後、精力的な機能解析が行われ、DISC1が神経系の発達を含む多彩な脳機能を担うことが明らかにされ、統合失調症の有力な候補遺伝子とされている。

私は彼の両親にも協力してもらい染色体検査を行ったが、両親に転座はなかった。このことから、転座はこの患者で生じたもので親から遺伝したものでないことがわかる。

両親に確認した限りでは、精神疾患に罹患しているのは彼だけで兄弟や親族にも精神疾

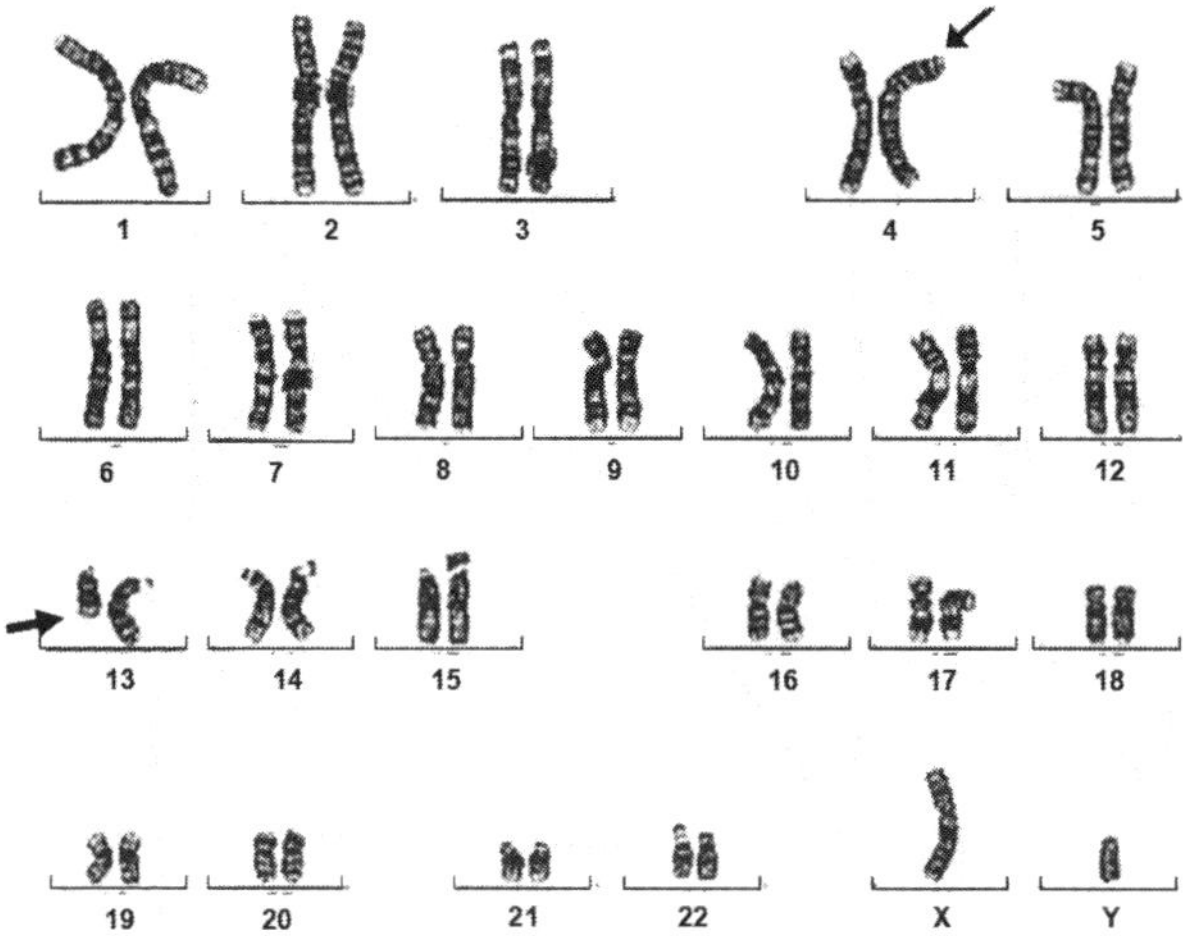

図2-2　染色体の均衡転座
矢印部分が4番と13番染色体で入れ替わっている

患はないという。

つまり、この家族では彼だけが転座を持ち、彼だけが統合失調症だったのである。このため、この転座と彼の統合失調症が関連する可能性が疑われた。

DNAは相補的な配列同士が接着し合う。この性質を利用して、切断点近くで正確な位置がわかっている人工DNAを合成して染色体に接着させると、切断点の位置を決めることができる。この人工DNAを蛍光で標識して染色体に接着させると、接着点が染色体上で蛍光を発する。

通常、人工DNAは染色体の配列が

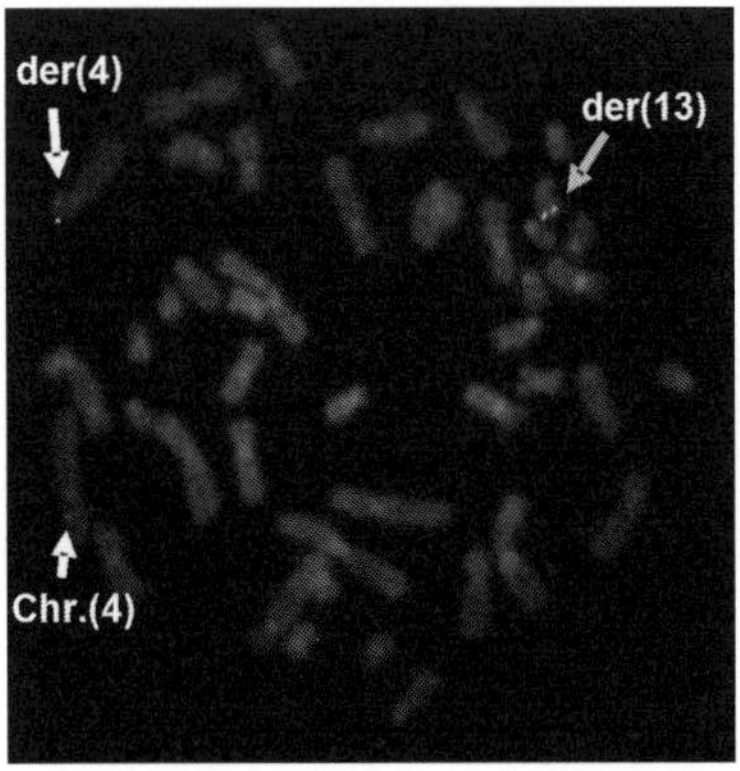

図2−3　スプリットクローン
4番染色体切断点をまたぐ人工DNAのため4番染色体「der(4)」とちぎれて移動した13番染色体「der(13)」の二ヶ所で蛍光が発色している。

一致する一ヶ所と接着する。ところが、切断点をまたぐ人工ＤＮＡは、二つの染色体と接着する。なぜなら、転座前の染色体上に残る断端と、転座した先の別の染色体の断端のどちらとも接着するために、離れた染色体上の二ヶ所で蛍光を発することになるからだ（スプリットクローン）（**図2―3**）[6]。

　このようにして、スプリットクローンを生じる人工ＤＮＡの位置に切断点があることを決定することができる。

　私たちが4番染色体に同定したスプリットクローンは、ＬＤＢ2という遺伝子のすぐそばにあることが判明した。

　一方、13番染色体のスプリットクローンには何も遺伝子がなかった。ということは、彼の統合失調症にはＬＤＢ2が関連しているかもしれないということになる。

転座の詳細な切断点を決めるために、次世代シーケンサーを使って4番染色体のスプリットクローン部分を解析したところ、切断点はＬＤＢ２遺伝子が作るたんぱく質の量を決めるトポロジー関連領域にあることが解明された。

遺伝子は身体の設計図といわれるように、ＬＤＢ２遺伝子を設計図としてＬＤＢ２というたんぱく質が作られる。そのたんぱく質の量を決めるトポロジー関連領域が切断され破壊されているということは、たんぱく質が作られる過程に障害がある可能性が疑われた。

さっそく、彼の血液から樹立したｉＰＳ細胞と健常者から樹立したｉＰＳ細胞でＬＤＢ２の量を比較したところ、彼のほうが健常者よりＬＤＢ２の量が低下していた。[7]

はたして、転座によりＬＤＢ２の量が減少することと統合失調症は関連するだろうか。

その疑問を解くために、私たちは遺伝子工学でＬＤＢ２遺伝子を欠損させたマウスを作成させて行動を解析した。すると、マウスは統合失調症と関連する行動異常を示したのだ。

公開されているデータベースでＬＤＢ２が全身のどの組織で発現しているか調べたところ、脳以外では、肺と腎臓と脾臓であることがわかった（**図2―4**）。ちょうど、転座を持っていた彼で異常が見られた臓器に一致している。

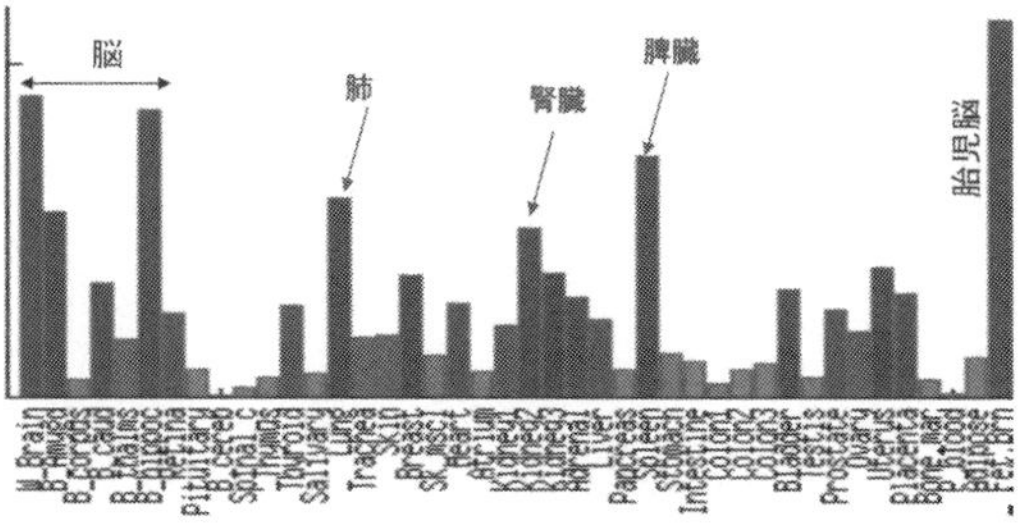

図 2-4　LDB2 の各種臓器での発現量

なぜ、そもそも私は彼を気にとめたのだろうか。それは、「答えは患者さんのなかにある」という融先生の言葉どおり、何らかの「答え」を彼に感じとったのかもしれない。

結果的に多臓器でさまざまな病変を持っていることを知り、染色体を調べることになる。そこから転座を見つけ、切断点からＬＤＢ2を見つけた。そして、ＬＤＢ2の発現臓器は、彼のなかでいくつもの病変を呈していた臓器と一致していた。

こうして振り返ると、まさに彼は「答え」を持って私の前に現れたと思えて仕方がないのである。

医師主導治験

星和書店から出版した『統合失調症が秘密の扉を開けるまで』を読んでくださった方

が、この本を手に取ってくださっていたら、治験の結果がその後どうなったか知りたいと思う。そのことを話したい。

あらためて治験について説明すると、治験とは新薬を開発するときに、新薬の有効性や安全性を証明するために患者さんに新薬を服用してもらう臨床試験のことだ。安全性と純度を確保するため、治験の薬は特殊な工場で製造され厳密に管理・保管されるため、莫大な費用がかかる。医師の治験業務をサポートする治験コーディネーターも雇用しなければならない。

臨床試験のすべてのデータが、薬事法に基づき薬事承認に必要な厳密さを要求されるので、モニタリングという監査も有償で受けなければならない。

このように、治験には億単位の費用がかかる。したがって、一般的には経済力とノウハウを備えた製薬会社などの企業が治験を行う。

ビタミンＢ６には、第一章でも説明したカルボニルストレスを抑制する作用があるので、私は特殊な活性型ビタミンＢ６を用いた治験を行おうと考えた。ただし、活性型ビタミンＢ６でカルボニルストレスを分解すると実際に精神症状が改善するのかは、やってみなければわからない。

無名の研究者が考えた「やってみなければわからない」研究に、億単位の資金を出資する企業はいない。そこで、国などから研究予算を獲得して、企業を介さずに医師が直接治験を行う医師主導治験という制度を私は利用した。

私がこの制度で獲得した予算でできる治験は、被験者数一〇名の小規模なものだった。カルボニルストレスを持った一〇名の統合失調症患者から同意を得て、医師主導治験を開始することになった。

カルボニルストレス発見のきっかけをつくった珍しい遺伝子変異を持った患者さん（A子さん）は、カルボニルストレスの数値も高く症状も特に重かった。彼女はいつも自分の妄想の世界に没入していて、会話をするのも一苦労だった。毎日病室を訪ねては体調や気分を訪ねていたが、こちらの質問と関係のない話に脱線してしまうことが多かった。

彼女は自分のことを著名な政治家だと言うこともあれば、人気歌手の名前をあげることもあった。そういうとき、精神科医はそれらの妄想を肯定も否定もしない。できるだけ、睡眠や食欲など現実的な話題に切り換えようとする。そこで、話しがかみ合えば、会話の流れを現実世界のテーマに展開できるからだ。

彼女が妄想を語るとき、いつもその場に私が存在しないかのような疎外感を感じた。妄想の世界で著名人として生きる彼女にとって、目の前の白衣を着た私はただの名もなき男性に過ぎなかった。

　カルボニルストレス発見のきっかけを作ったA子さんには是非とも治験に参加してほしかった。何週間かかけて彼女の病室を訪れては軽い挨拶を交わしたり、ときどき診察もしたりしていた。ある日のこと。彼女の左足のかかとの皮膚が乾燥してひどく荒れ、亀裂が入って少し出血してるのを私は見つけた。

「痛みませんか？」

　左足に触れて傷を指摘した。すると、彼女はそれまで自分がいかに偉大な政治家であるかを語っていたが、それがぴたりと止まった。首をかしげて自分の左足をじっと見つめた。

「痛くないわ」

　妄想を語るときより、いくぶん声のトーンが低い。私は処置室へ彼女を連れて行き、足の傷を消毒して抗生物質入りの軟膏を塗るとガーゼで傷口を覆った。ふと、顔を上げてみてはっとした。彼女がじっと私を見ていたからだ。いつもの、私が存在しないかのような空気ではない。はっきりと私と彼女の心が向き合っていた。

　私は、とっさに治験の話をした。私はふだん研究をしていて、治療薬の開発もしている。その治験に協力してくれないだろうかと。

彼女は少し首をかしげながら、

「いいわよ」

と、そっけない様子で答えた。私はすぐに用意してあった治験の同意文書を取り出すと説明を始めた。説明の間、彼女は私の話をじっと聞いていた。そして、私が同意書を前に出すと、すらすらと自分の名前をサインした。

通い合った心

二〇一一年の秋、一〇名の被験者に順次活性型ビタミンB６の投与が始まった。血液中でカルボニルストレスは血清タンパクと結びついている。血清タンパクは半減期が二週間程度だから、カルボニルストレスが減少し始めるまでに二週間程度かかるだろうと予測していた。だから、何らかの治療効果が出るまでに二週間はかかるはずだと主治医たちとも話していた。

ところが、三名ほど治験が始まってみると、治験開始三日目くらいで看護師たちから

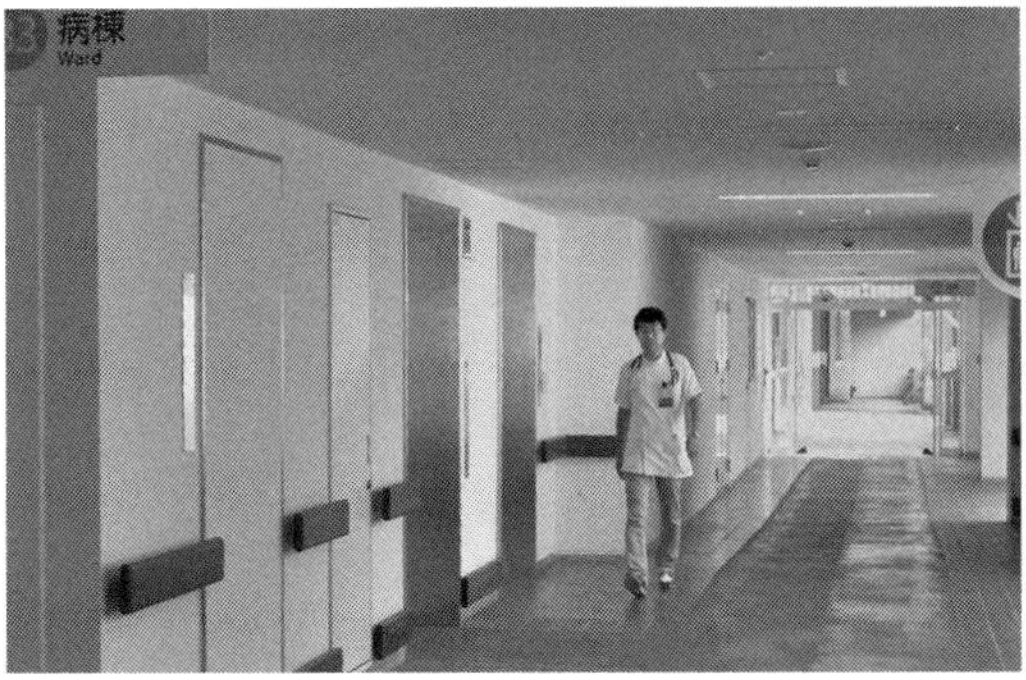

図2-5　松沢病院の病棟廊下

「なんかいつもと違う」という評判が立ちはじめた。具体的には、「よく眠れるようになった」「気分が高揚しているようで機嫌がよい」「よく話すようになった」などの報告が相次いだ。

私は毎朝、被験者を回診していたが、気がつかなかった（**図2－5**）。このことを主治医たちに話すと、日常、医師より接している時間が長く、毎日の生活に深く入り込んでいる看護師のほうが細かい変化に気づけるのかもしれないと話題になった。

血液データ上は、カルボニルストレスの値にも変化はなかった。だから、もし看護師たちが気づいたこれらの変化が本当だとしたら、活性型ビタミンB6自体に、カルボニルストレスの解毒を介さない直接作用があるのかもしれないと感じた。まさに「答えは患者さんのなかにあるのだ」とこのとき思った。

活性型ビタミンB6は、光で分解しやすいため黒く遮光された袋に入っていて、服用する直前に開封してシロップで溶いて被験者に飲んでもらう。

A子さんも毎朝回診していて、ちょうどその日は朝の治験薬をコップで飲み干したところに立ち会った。味はいかがですか、と聞いてみたが、私の質問には答えず、有名政治家としての自分のことを一人で語っていた。

当初の予想通り、治験開始後二週間は血中のカルボニルストレスは変動しなかった。

三週間たったある日の朝のことだった。いつものように私は彼女の病室を訪れ挨拶をした。私はおやっと思った。彼女がじっと私を見ていたからだ。私はいつものように話しかけた。

「看護師さんから聞いたけれど、よく眠れているそうですね」

彼女はそれには答えず黙って私の白衣の胸についているネームカードに手を伸ばした。

「糸川先生というのね」

私は、いつもの妄想世界から抜け出したような彼女の現実的な対応にちょっと驚いた。

彼女はネームカードを手に取ると、裏表を返して眺めた。

「糸川先生、私のために お薬を作ってくれてありがとう」

私は、自分の耳を疑った。

「いえ、治験に協力してくださって、こちらこそありがとうございます」

彼女はにこりと笑顔を見せると、ネームカードから手を離した。私は彼女のなかで、治験薬が作用していると確信した。

病棟から自転車をこいで研究所へ戻る間、松沢の木々の紅葉を見ながら思わず鼻歌を歌った。研究室へ戻ると、研究員が来てデータを見てくださいと言うと、二日前に採血した検体のカルボニルストレスの値を私に見せた。それによると、先週より一〇％数値が下がっていた。私は、いま病棟で見てきたことを研究員に話した。

「カルボニルストレスの値が下がった効果ですかね」

彼も嬉しそうにそう述べた。

治験のゆくえ

治験薬の投与期間は六カ月だった。その間、一〇名の被験者を毎朝回診した。一〇名のなかで、A子さんが最も順調にカルボニルストレスが低下した。カルボニルストレスの低下と連動するように、現実世界の会話も増えていった。

ある朝の回診で彼女が聞いてきた。

「医者にはよい医者と悪い医者がいるの」

唐突だったので、私は聞き返した。

「どういう意味ですか？」

「糸川先生はよい医者でしょう？」

彼女はカルボニルストレスが低下して現実世界の会話が増しても、自分が有名な政治家だという妄想はゆるがなかった。そういう妄想を語るときには決まって、目の前にいる私を全く無視している。実際に私が彼女の目の前に向き合っていたとしても、私などまるで存在しないかのように自分の世界に入り込んでしまう。

ところが、いまはきちんと私の目を見て話していた。心が向き合っているとでもいうのだろうか。打てば響くような印象があった。

「だって、お薬を作って毎朝診察に来てくれるじゃない」

それだけ話すと、再びいつもの自分の話に戻った。

治験に協力してくれた他の医師がこんなことを言っていた。統合失調症にとって幻覚や妄想はそれほど重視しなくてもよいのかもしれない。被験者たちは治験が進むにつれて現実世界での検討力が回復し、周囲との意思疎通が改善するため、生活の支障が取り除かれていく。一方で、幻覚や妄想は残ったままでいるが、それは治験による生活改善に影響していないと。

私も同感だった。看護師たちからも「ケアをしやすくなった」「指示に従ってくれるようになった」「聞き分けがよくなった」といった感想が聞かれた。カルボニルストレスは幻覚や妄想には関わっていないのかもしれない。むしろ、現実世界の検討力を阻害するような作用を持っているのかもしれないと思った。

六カ月の投与期間が終了した。治験の最終日、A子さんが最後の活性型ビタミンB6を飲み干す場面に立ち会った。空のコップをベッド脇のテーブルに置くと、彼女は私をじっと見ていた。私は声をかけた。

「どうも、六カ月間ご協力ありがとうございました」

「糸川先生も、毎朝ありがとう」

いつものように素っ気ない態度だったが、口元はかすかだが微笑しているようにも見えた。

治験終了後も二週間程度は現実世界のやりとりが可能だった。しかし、血液中のカルボニルストレスは二週を過ぎると再び増え始めた。それにつれて、現実的な検討力も低下し始めた。A子さんが妄想に没入する時間が増えてきた。やがて、もとのように、私などその場にいないかのように妄想とだけ向き合うような毎日に戻ってしまった。

一〇例の結果をまとめたところ、カルボニルストレスは六カ月で平均値にして二六％低下し、重症度は評価尺度の得点にして平均一一％改善した。(8)

この結果を受けて、ある企業が治験を引き受けてくれることになった。国の規制当局と協議を重ね、プラセボ（味も色も活性型ビタミンB６と同じだが成分がない）と活性型ビタミンB６を無作為に二群に分けた被験者へ投与し、プラセボより活性型ビタミンB６で治療効果が大きいか比較する試験デザインとなった。

九六名の被験者が治験に参加した。私は開発者なので治験に不正な影響を与えないためにという理由から被験者との接触が禁じられていた。だから、「患者さんのなかの答え」に接することなく治験は粛々と進められていった。二年かけて九六名の企業治験は終了した。

ところが残念なことに、プラセボと活性型ビタミンB6を飲んだ被験者を比較しても、重症度に差が出ないという結果が出てしまった。(9) 企業は莫大な予算をかけたこの治験の結果が思わしくなかったため、開発は中止となった。

答えは人の中に

心の科学に携わって三〇年。脳科学はミクロを解明しても依然としてそれがどのように妄想を形作るのかは説明できず、私がいどんだ治療薬の開発も規模を大きくした治験で壁にせき止められた。

ドーパミンD2受容体変異遺伝子を発見し、実際に変異を持つ患者さんに会いに行ったこと。医師主導治験のとき被験者となってくれた患者さんを毎朝自分で回診したこと。この二つに共通しているのは、この研究で目の前の患者さんを助けることができるかもしれない、という胸躍るような発見の手ごたえだった。

ミクロに降りていかない。規模を大きくしない。これは、いまの脳科学の潮流に反するようだが、その一方で、人として目の前の患者さんに接する医師にとって、大切なことではないだろうか。

私は間もなく研究所を定年退職して一線を退くことになる。このタイミングで心に決めたことは、もういちど臨床という原点に還ることだ。患者さんのなかにこそ真実が宿る。もう一度、まるごとの人間を虚心に感じたい。そこにこそ、今の脳科学の壁を破る答えがひそんでいるように思えてならない。

第三章　人はものがたりを生きる

記憶の古層

原風景と呼ばれる記憶がある。普段それは、記憶の古層にひっそりとしまわれている。多くは断片的で、ふとしたはずみで思い起こされたりする。

三島由紀夫が生まれたときに見た産湯のたらいを記憶していたというのは特殊な例で、たいていの人にとっての記憶のはじまりは四歳前後の場面のはずだ。

私にとっての記憶のはじまり。それは、夜中に目を覚ましひとりぼっちで泣いている場面だった。五歳ごろだと思う。母が私を育てられなくなり、父の実家に預けられたのが五歳だったからだ。

父の実家は都心にあり、当時は祖母と父の姉が同居していた。もとは今より高田馬場よりにあったらしいが、明治時代に新大久保へ転居したという。この引っ越しは、戸山ヶ原の練兵場の整備と関係したかもしれないと、亡くなる前に父は言っていた。とすれば、実家は百年以上も前からそこにあったということになる。

とはいえ、東京大空襲で焼け出されているので、幼いころ過ごした実家は戦後に建てられたものだ。それでも、風呂は薪《まき》で沸かす五右衛門風呂だったし、勝手口には小さな土間もあった。庭には大きな桐やイチョウの木が生え、鉄製で手押しポンプ式の井戸や納屋もあった。都心にあったが、私が育ったのはこうした田舎風の日本家屋だった。

実家は広く、かつては、父の六人の妹弟が快活に駆け回るほどの大きな屋敷だった。そのころ父の妹弟はみな独立していたので、私が来たときは使っていない部屋がたくさんあった。五歳の私はそれらの部屋を探検するのが楽しみだった。

明治・大正期の桐たんすが連なったうす暗い部屋があった。六棹《さお》のたんすが三つずつ向い合せに並んでいた。その間に立つと、小さな私には、きりたった渓谷の底にいるように感じた。子どもはこういう狭くて暗いところが大好きだ。

引き出しをそっと開けてみる。ナフタリンの匂いがふわりと漂い、色とりどりの和服が紙に包んで丁寧にしまわれていた。開けた引き出しを踏み台にして、さらに上の段を開けてみる。そこには、うるし塗りの小箱がいくつも詰まっていた。一番大きな小箱のふたを開けてみると、べっ甲の髪飾りが収められていた。五歳ではそれが髪飾りであることさえわかっていなかったのかもしれない。ただその光沢に見ほれ、ひんやりとした流線形を指でなぞって恍惚としたものだ。

一日の多くの時間を祖母の部屋で過ごした。祖母の部屋は東南の角部屋で日当たりがよかった。障子を通して差し込む陽の光が部屋をやわらかく照らしていた。実家ではこの部屋が最も神聖な場所だった。訪ねてくる人がまず挨拶に立ち入る部屋であり、叔父や叔母たちが集う部屋であり、一族にとって何か深刻な問題が話し合われる場所だった。そういうときは、小さな私は追い出されていた記憶がある。

祖母はリウマチで寝たきりだったので、床の間のある八畳間にベッドが置かれ、彼女はいつもそこへ凛として腰かけていた。

明治三十年生まれの彼女から、日清・日露の戦争や関東大震災など、歴史的な事件をリアルな実体験として聞いたものだ。日露戦争の勝利を祝うちょうちん行列の話は、「にっぽんかった、ろしゃまけた」と独特の節《ふし》をつけて祖母は語ってくれた。震災当時、三越デパートでは下足をスリッパに履き替えて入店していたそうで、ちょうど伯母と二人で買い物をしていた祖母は、避難のとき下足場が大混雑したと話していた。

祖母からは、明治時代の迷信とも民間伝承ともつかぬ話もたくさん聞かされた。山道で迷った村人が、山中を一晩中歩かされたと思いきや、実は夜が明けてみるとキツネに化かされて一晩中同じところをぐるぐる歩かされただけだったという話や、彼女自身が幼いころに夕暮れ時の農道をふらふらと漂うヒトダマを見たという話も聞かされた。

祖母の話で最も好きだったのは、祖母が娘時代に実家の茨城で見たという、ハレー彗星が地平線に作る幻想的なおうぎ型の光の話だった。大空に広がる光のおうぎを九尾のキツネに見たてる神話があったらしく、天変地異が起こることを恐れた村人たちが、キツネを御神体とする神社に油揚げをお供えすると、今度はホームレスがそれを食べ歩いたという話は何度もせがんで話してもらった。私は、幼いながら明治の前近代的な雰囲気を感じとって楽しんだものだ。

鳥獣戯画《ちょうじゅうぎが》と極楽浄土のものがたり

祖母と過ごした一日を終え夜になると、祖母の部屋のとなりの和室に布団が敷かれ、私はそこにひとりで寝かされた。三方が襖《ふすま》で囲まれ廊下側だけが障子《しょうじ》の六畳間だった。襖側を開けると祖母の部屋へつながり、障子側を開けるとそこは伯母の部屋や台所へ向かう廊下だった。

子どもは夜八時前には寝かされたので、よくとなりの祖母の部屋から叔父や叔母の話し声が漏れてきた。大人たちの声を聴きながら何とも言えない安心感に浸っていた。欄間《らんま》にかけられた柱時計の横に鳥獣戯画《ちょうじゅうぎが》のレプリカが飾られていた。豆電球に照らし出されたウサギやカエルのコミカルな絵を見ているうちに、いつの間にか眠りに落ちた。

私の記憶のはじまりは、この部屋で夜中にひとり目を覚まし、布団のなかで泣いている場面だった。暗い和室で目が覚めて不安になっただけのようにも思える。しかし今でも不思議に思うのは、死にたくないと口走っていたことだ。五歳の子が死にたくないとは子どもらしくない。

泣き声に気づいた伯母が部屋へ入ってくる。となりの祖母の部屋から襖を開けてくることもあれば、台所から廊下を小走りに来て障子を開けて入ってくることもあった。

私が夜泣きをすると、いつも伯母が添い寝をし、背中をなでながら死後の世界を語ってくれた。天国にはね、お花がいっぱい咲いていて、チョウチョウがたくさん飛んでいるのよ。とてもきれいで、みんながたくさんいるところ。いっぱい鳥さんも鳴いていて、楽しいところなのよと。伯母はそれらを独特の節《ふし》をつけて歌うように私へ語りかけた。にこやかに、まるでついさっきそこらで彼女が見てきたように。

あのときの声は、今でも彼女がつけていたハンドクリームの甘い香りとともに思い起こされる。おそらく、あれが彼女なりに私のために創作してくれた「あの世」だったのだろう。色彩豊かで牧歌的な、極楽浄土とも天国ともつかない物語を聴きながら、私はいつの間にか再び眠りについた。

諸行無常を理解しなかった私

「死にたくない」と泣いても、翌朝はすっかり忘れて祖母の部屋で遊んだ。当時はもちろん、心について考えたことなどなかった。五歳では内省する意識も未発達だったし、子どもにとって一日は十分過ぎるほどに長く、世界は大人よりもはるかに未知の出来事であふれていた。それほど幼い男の子が、なぜ死におびえて泣いたのか。いまさらながら考えてみることがある。すると、あることを思い出した。

当時、私は変わらないもの、永遠という状態をデフォルトで設定していたのだと思う。だれしも大人になれば、自分より先に親が死に、顔にはシミとしわができ、実家はとり壊されてマンションになるといった具合に、すべては変わりゆくこと、いわゆる諸行無常を理解していく。ところが、そのころの私には、すべては変わりゆくという「あたりまえ」がわからなかったらしい。

当時、叔父がよくプラモデルを買ってくれた。半分も自分で組み立てることができず、叔父がほとんどを仕上げてくれることになるのだが。でき上がった怪獣や自動車はモーターで動いた。さんざん遊んだところで、叔父にふときいてみたくなることがあった。

「これ、いつまで動くの?」

「五年や一〇年は動くさ」

「もっと、動かないの?」

「百年は無理だろう」

「どうして?」

「歯車っていうのはね、すり減ってきて、じきにかみ合わなくなるからだよ」

私の頭の中には、すり減って円盤のように丸くなった歯車、決してかみ合うことのなくなった歯車がカタカタと音を立てて空回りをし、永遠に静止したプラモデルが頭に思い浮かんだ。

そんなとき、周囲のあらゆるものが急速に色あせて、世界がとてもはかないものに思えた。昼間、祖母の部屋で遊んでいるときは、そんな不安は忘れている。祖母といると安心感を覚えた。七〇代の祖母は私よりはるかに長い間色あせずに存在し続けた証そのものだった。日露戦争や関東大震災といったはるかかなたの昔から生きている祖母の存在そのものが永遠のシンボルに感じられた。

夜を迎えひとり寝かされると、世界のはかなさがよみがえってきた。世界は朽ち果てる脆さに満ちており、わが身にも死が待ち受けている。そこから、死にたくないという子どもらしからぬ不安を訴えていたのだと思う。

昼間は屈託ない五歳の私だったが、ひとりで寝かされると死の不安におびえた。

いつしか私は成長した。祖母が他界したのは私が一八歳になったときだった。大人になるにつれて、それまでは永遠に感じていたものも、すべては変わるもの、自分を含めて永遠ではありえないものへと変わっていった。そうした当たり前ともいえる諸行無常を受け入れるとともに、不思議と夜への不安も消えていった。

世界のとらえ方が永遠から変わりゆくものに変わると、世界の見え方も永遠ではなくなり、おまけにあれほど永遠に近かったはずの祖母でさえどこかへいなくなってしまった。私が心に興味を覚え始めたのもこの前後だったように思う。鳥獣戯画の不安に満ちた夜が、私自身の成長とともに平安な夜でしかなくなったように、世界の見え方とは心のあり方次第なのだと。このようにして私は心の不思議に自然と興味を持ち始めたように思う。

生命科学に興味を持つようになったきっかけ

叔母たちは、私が幼ないころからたくさんの本をプレゼントしてくれた。今でも手元に何冊かの本が残っている。バージニア・リー・バートンの「せいめいのれきし」は、銀河系の誕生から古生代、中生代を経て現代に至るまでを劇場舞台風に描いた絵本で、すり切れるまで読んでもらった。表紙をめくると、その裏には「よいこだから、かってあげました。これからも、よいこでいましょう」と叔母の筆跡を見ることができる。

それらのなかで、集英社の「なぜなぜ理科学習漫画」という子ども向けの生命科学本があった。特に第九巻の「人体の神秘」が好きで、繰り返し読んだ。目のつくりがカメラの構造と比較して解説されていたり、腎臓の働きが工場の配管に例えて描かれたりしていた。読みながら、その漫画に出てくる小人たちが自分の体のなかで工場の配管を操作しているような空想を楽しんだ。

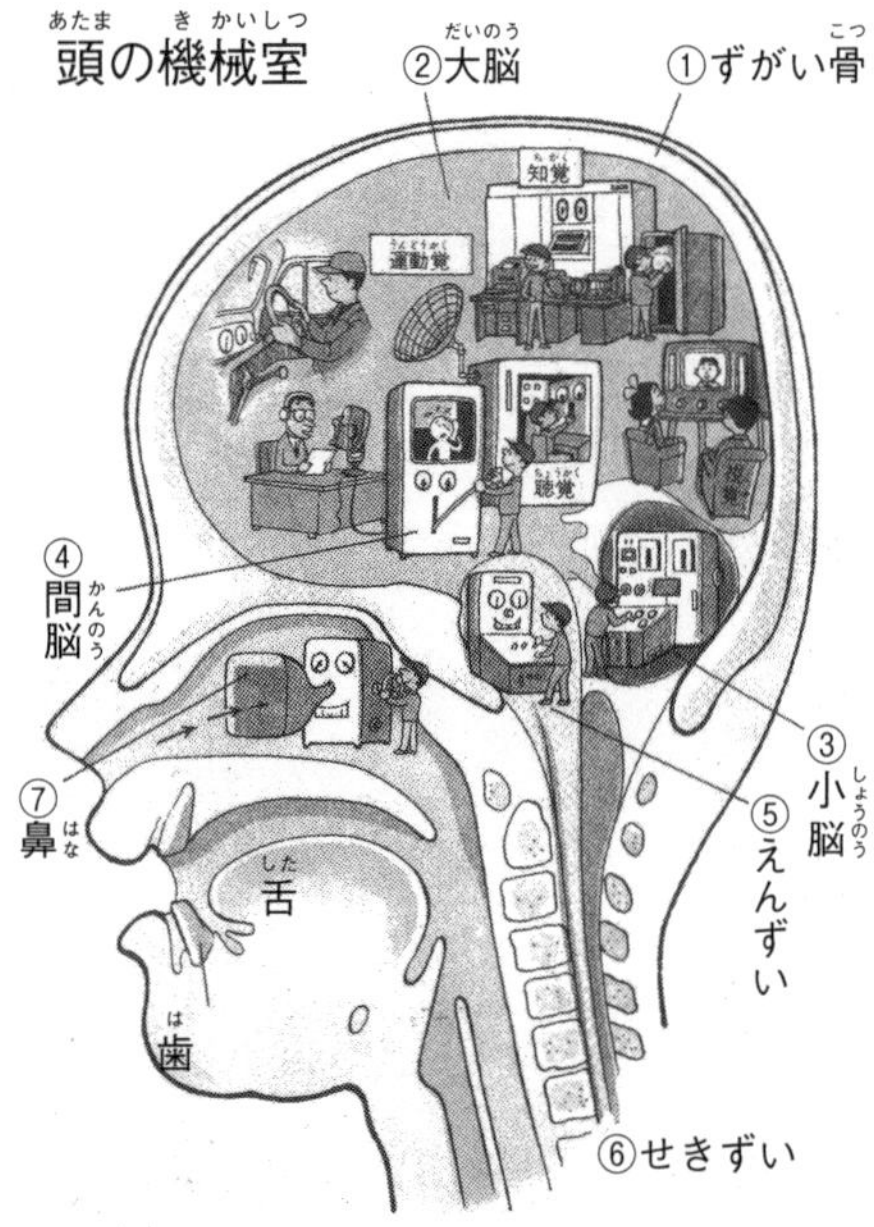

図3−1　『なぜなぜ理科学習漫画』の脳の解説[1]

大半の解説は、今の子どもたちに見せても適切な内容だ。ところが、脳のパートだけはどう見てもおそまつなのだ（図3−1[1]）。大型冷蔵庫のような箱が頭の中に配置され、大脳とか小脳とか記されている。奥付けを見ると一九六七年出版とある。当時はまだパソコンもなく、真空管を使用した計算機は冷蔵庫なみの大きさだった。大型計算機から想像された脳のイメージはいかにも機械そのものといった感じで、人間が持つ喜怒哀楽の精妙な心のありようとはかけ離れている。現代人の感覚と比べると、当時の人々が抱いた脳のイメージが現代とはきわめて異なっていたことがよくわかる。

従姉弟たちとは仲がよく、実の兄妹のように育った。一歳年上の従兄とは特に仲がよく、小学校も一緒に登校した。そのせいか、学年が一年上級の従兄の友人たちとも交流することがあった。

従兄は背が高く色白だった。彼は快活・雄弁で多くの本を読み、とても物知りだった。子どもにとって一歳の差は発達の大きな違いを実感させる。私にとって彼は、常に先方を歩む巨人だった。その後、高校卒業まで彼からは多くの影響を受けた。ジャズやクラッシック、絵画、大森荘蔵《しょうぞう》やロラン・バルトなど現代思想や哲学において、たくさんの知的刺激を受け続けた。

幼いころ、彼と手づくりのすごろくでよく遊んだ。祖母の部屋は日当たりがよかったので、祖母の部屋の前の廊下で、陽の光を浴びながら画用紙一面にすごろくの迷路を描いた。紙の中央に渦巻きを書いて迷路につなげた。そして、「宇宙の倍の倍の倍」と唱えると、画用紙のまん中に穴があいていてコマは渦巻きから画用紙の裏面へとすり抜ける。紙をひっくり返すと、裏面にもすごろくが続くようになっていた。意味不明な呪文だが、恐竜の指人形をすごろくのコマにしていたので、恐竜が巨大化して別の宇宙へと飛躍するような筋書きだったように記憶している。

銀河系や太陽系といった宇宙空間、ビッグバンといった宇宙の膨張論も彼から教えられた。彼と遊んだ後で、真っ暗な空間に、無音でゆっくりと公転する惑星を思い浮かべながら、「宇宙の外側はどうなっているのだろう」と考えることがあった。そんなとき、柵のないむき出しの灯台のてっぺんに立たされたような不安を感じた。存在とか時空といった日常性を越えたイメージしきれない考えの堂々めぐりに陥って混乱したからだ。そのせいか、すごろく遊びを終えた夜は、よく夜泣きした覚えがある。

銀行員だった伝説の祖父

夜ごと死の不安におびえたひ弱な私だったが、近所に住んでいて日常的に実家へ出入り

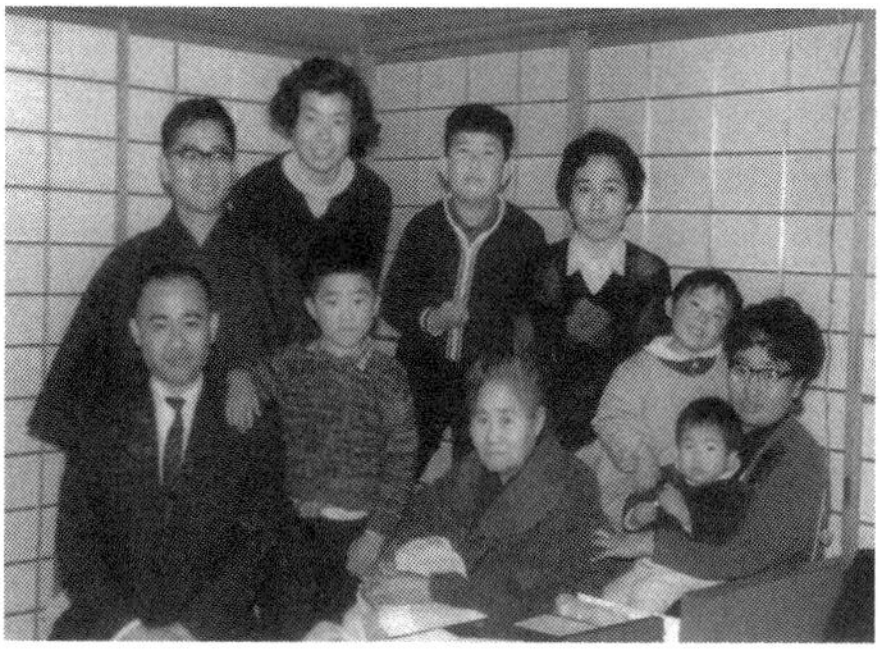

図3-2　叔父・叔母・従姉弟に囲まれて（前列左から二人目が筆者）

した多くの叔母たちからは手厚く守られていた。叔母たちは実家に集まって一緒に料理をしたり、祖母の入浴や夕食の介助をしたが、いつもにぎやかで私もその輪に加えられた（図3-2）。一方で、叔父たち男性は何か難しい話をしていて私が加えられることもなく、叔母たちや私とは一定の距離を持った集団として私の眼には映った。

私の父は銀行員だった。実は、叔父も銀行員で、祖父も銀行員だった。だから、実家に男性陣が集まると自然と金融経済の話になる。実家でそうした会話を聞いているうちに、自分も大きくなったら父や叔父のような金融関係の仕事に就くのだろうとなんとなく思っていた気がする。

祖父は終戦の年に亡くなっているので、私は彼に会ったことはない。それでも、実家のそこかしこに一家で伝説の存在として語り継がれていた祖父の痕跡が刻み込まれていた。

実家の北の端に応接間があり、絨毯《じゅうたん》の上にはいく脚《きゃく》かの古めかしいソファとピアノが置かれていた。ふだんは叔父や叔母もめったに応接間には立ち入らなかった。来客があるときだけ雨戸が開けられるせいだろうか。いつもひんやりとしていて、かすかにカビと古い木材の香りがする部屋だった。

そこには、防空壕に避難させて空襲をまぬがれたという、扉つきの小さな本棚があった。大人のわきの下ほどの背丈しかない。普段はビロードのカバーがかかっていて、カバーを左右に開けると本棚が現れた。観音開きのすりガラスの扉には細い木製の格子飾りがついていて、真鍮《しんちゅう》の取っ手がいかにも仰々しい雰囲気を醸し出していた。

扉を開けるのはいつも叔父で、子どもには簡単に触らせないといった重々しい空気を感じた。その本棚には祖父の遺品の書籍が収められていた。ほとんどが洋書だったが、なかに一冊漢字の由来を乗せた日本語の辞書があった。私はそこに記された象形文字を見るのが好きだった。五歳では漢字は読めなかったが、象形文字が少しずつ形を変えて漢字に完成していく過程は、ながめているだけで楽しかった。本を見せてもらう前には、いつも叔父から神社の手水《ちょうず》のごとく手を洗わされた。それから、まるで何かの重大な儀式のよう

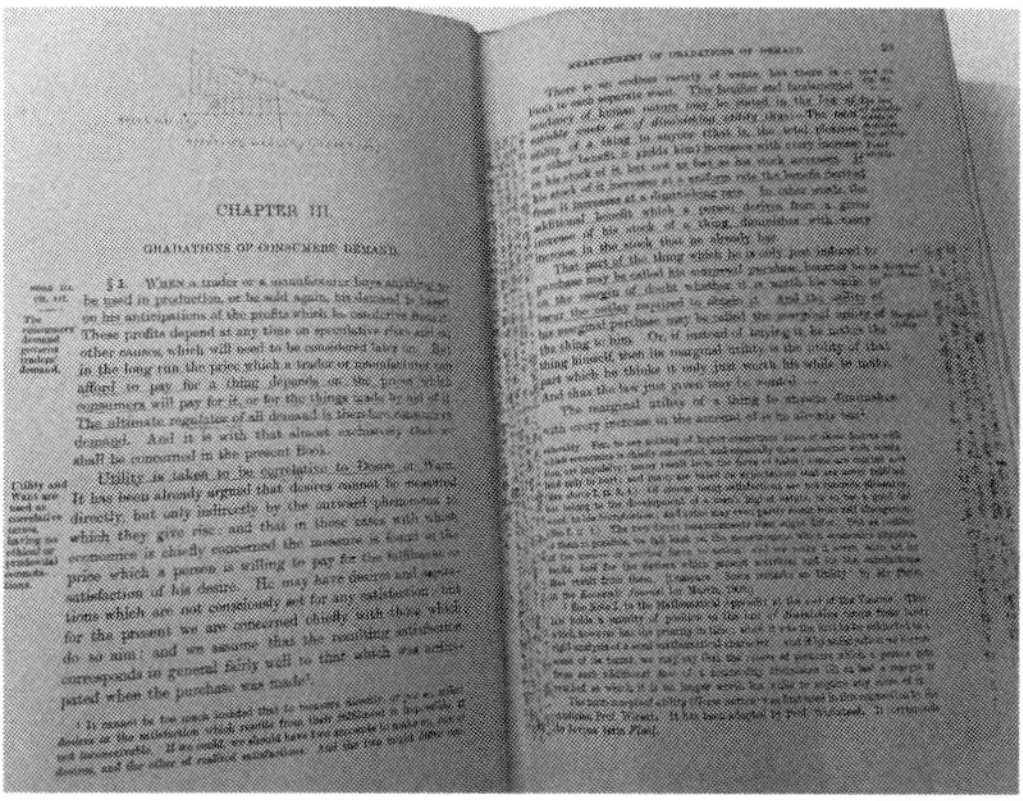

図3−3　鉛筆の細かい書き込みのある祖父の書籍

に、叔父からうやうやしく祖父の本を受け取った。

祖父の書籍は、空襲を生き延びた痕跡を表紙のあちこちの染みやほつれに残している。手渡された重たい洋書を恐る恐る開くと、背表紙が軋《きし》んで音を立てた。古い紙の香りがわずかに立ち上ると、英文の行間に祖父の細かい鉛筆の書き込みが見えた（**図3―3**）。ページをめくる間、叔父から祖父がいかに勤勉で実直な人だったかが厳《おごそ》かに語られる。

実家の庭には、祖父が一人で掘ったという防空壕が残っていた。三メートル四方の大きな穴で、一人で掘るには大変な作業だったろうと思う。仕事のない日曜に少しずつ掘り進み、夕方作業を終えると配給のビールをうまそうに飲んでいたと父が言っていた。まるで機械で掘ったように垂直で真っ平らな防空壕の壁は、週末ごとに少しずつ掘り進んだという祖父の生真面目な人柄を彷彿《ほうふつ》とさせた。

明治男だからだろうか。祖母と伯母から聞かされた祖父は、口数が少なくいつも書斎で勉強していた。庭で草むしりをするときも、左手で本を読みながら右手で雑草を抜いていたと伯母から聞いたことがある。

海外の銀行へ派遣されたこともあったらしく、本棚の引き出しから祖父の手書きによるイギリスの銀行の見取り図が出てきたことがある。銀行では調査部という研究部門のようなところに属していたらしい。叔父や叔母からありたけの敬意をこめて聞かされる寡黙な祖父の学究的日常を、私は苦しい修行にいどむ僧侶のような人だったのだろうと想像した。

アポロ11号と往診医

私が八歳のころ、ある日、伯母が今日は大切なテレビ中継があると言って、祖母の部屋のテレビをつけた。祖母は私が五歳のころはまだ松葉づえやいざりで部屋を移動できていたが、そのころになるとリウマチが進行してほとんどの時間を自分の部屋で過ごすようになっていた。そのため、となりの部屋にあったこたつとテレビが祖母の部屋に持ち込まれ、叔父や叔母たちはことあるごとに祖母の部屋へ集まってテレビを見たり食事をしたりするようになっていた。

祖母と伯母と三人でテレビを見ていると、雑音で聞き取りにくい通信音とともに画質の粗い画面に真っ白な宇宙服が登場した。アポロ11号の月面着陸の中継だった。伯母は、これは人類にとって記念すべき瞬間だと興奮気味に話した。

宇宙船の誘導制御は数億キロを飛行しても目標の数十キロ以内に到達する精度（10^{-7}の精度）が必要となる。[2] 10^{-7}の精度とは一万キロメートル先まで宇宙船を飛ばして目標から一メートルしかずれない正確さを意味する。一万キロメートルとは東京からフランスやカナダまで達する距離だ。それで一メートルの誤差しかないとは、とてつもない正確さだ。

また、宇宙船が地上に落下せず、地球上を周回軌道で飛び続けるには秒速七・九キロの飛行速度が求められる。[2] 秒速七・九キロとはいったいどれくらいの速さだろう。マッハ三（音速の三倍速）の戦闘機が秒速一キロというから、その八倍の速度だ。つまり、秒速七・九キロとはマッハ三の八倍だから、音速の二十四倍速度となる。

すさまじい速度のうえに宇宙船を10^{-7}の精度で軌道制御し、周回軌道よりさらに速度を上げて地球の重力圏を脱出して月まで行って無事に帰ってくる。その高度な宇宙技術の詳細を、八歳の私は知る由《よし》もない。伯母だって具体的な技術を知っていたとは思えない。しかし、あの日の伯母の真剣な話しぶりから、科学技術によって人類が偉業を成し遂げた記念すべき瞬間だということだけは伝わってきた。

ちょうど同じころのことだ。近所の内科医が一、二か月に一度、祖母の往診に来ていた。その日は朝から叔母たちが集まって玄関から庭先までをほうきできれいに掃く。そして、居間から祖母の部屋まで丁寧に掃除機をかけ、ぞうきんがけをした。

約束した時間になると叔母たちが整然と並んで待ち受ける中、大きな往診かばんを下げた医師が看護師を連れて祖母の部屋へ入ってきた。医師は身をかがめると、祖母の指や手足の関節を手で触れ診察したり、聴診器で祖母の胸の音を聴いたりした。その間、私と伯母たちは正座して診察の様子に見入っていた。医師が近頃の様子を祖母と叔母たちから聞き、用意された消毒液で手を洗うと薬を処方して帰った。

朝からの大騒ぎと、叔母たちの神妙なふるまいも影響したと思う。往診医の一挙手一投足が、格別な威力を帯びた厳粛なふるまいに感じられたのだ。

八歳の私は感じた。父や叔父がいる経済金融の世界とは異なる世界がある。ヒトを月面まで運んで無事に帰ってくる科学技術。祖母の痛みを和らげる医療。月面着陸の中継と往診場面は、幼いながら科学と医療に強い興味をひかれた体験だった。

精神科医の道へ

科学技術と医学に興味をひかれた幼い頃の体験は、私の人生選択に決定的な影響を及ぼしたようだった。私は結局、父や叔父と同じ世界へは進まなかった。医学部へ進学し、しかも科学者になる道を歩み出そうとしていたのだ。

精神科を選んだことについては、ある理由があった。それは、私が医学部に合格したときのことだ。

私は五歳で父の実家へ預けられたと述べたが、その理由は父からも叔父、叔母からもはっきりと説明されたことが一度もなかった。ただ、幼い私がおかあさんは？と聞くと叔父や叔母がとても困った顔をして黙ってしまうので、病気で死んでしまったのか離婚したのだろうと自分なりに考えていた。ところが、医大の入学手続きのために戸籍謄本を取り寄せたところ、母の名前がそこにはっきりと記載されていたのだ。死んでも離婚もしていないということだ。

私は幼いころから見てきた叔父や叔母の困った顔を思い出した。何か秘密がある。私には久しぶりに幼いころに抱いていた謎がよみがえってきた。秘密を解き明かすべく実家の押し入れやら物置やらをあさりまくった。そして、叔父の日記帳を発見する。そこに、母のことを「分裂病（統合失調症の旧名称）」と記載したページを発見したのだ。高校で精神医学は教えないので具体的なことはわからないが、なにやら特別な病気らしいとだけ悟った。

医学部で精神医学の講義を受けるようになって、母がどういう状態でいるのかを初めて理解した。当時、二〇代前半だった私は、自身が統合失調症の発病危険年齢であることも知った。この講義以降、私にとって統合失調症は母と私の切実な問題となった。そして卒業のときの進路選択で、まよわず精神科を選んだというわけである。

一九八九年、私は埼玉医科大学を卒業し、医師国家試験に合格すると東京医科歯科大学医学部の精神科へ入局した。

かつて心は個人と文化に特有のものがたりだった

医学部に入学する前、一八歳で心というものに興味を持ち始めた私だったが、西暦にすると一九七九年のころである。当時、世間一般の人々にとって心はどのように認識されていたのだろうか。一九七〇年代の社会では、心についてのとらえ方も現在とはかなり異なったはずだ。

たとえば、現代人は無意識に心と脳内の化学的変化を関連づけて考えているように思える。脳トレで認知症を予防する。ＤＨＡサプリを飲んで記憶力をよくする。セロトニンが不足すると精神のバランスが悪くなるといったように、メディアは脳内物質をコントロールすることで心もコントロールできるといった情報をさかんに流している。このため現代人にとって心は脳の働きでしかないと考えることにさほど違和感はないはずだ。だからこそ、脳を持たないものに心はないと考える人は多い。一方で、ペットが飼い主に対して怒ったり喜んだりしているように感じるのは、イヌやネコが小さな脳を持つから当然のことのように思いやすい。

いったい、人々がこのように考えるようになったのはいつごろからなのだろう。

この時期を一九八〇年代ごろと指摘したのが、イギリスの社会学者ニコラス・ローズである。(3) 一九八〇年代は、機能的脳画像（ｆＭＲＩ）により脳活動が可視化できるようになった時代だ。

ＭＲＩ（Magnetic Resonence Imaging）は、身体の輪切りのＸ線像を撮影する装置だ。医療ドラマなどで、医者が画像を指さしながら「膵臓に腫瘍がありますね」などと説明するシーンを見たことがある人もいるだろう。ｆＭＲＩでは、臓器の活動状態をカラー画像で見ることができる。特に脳のｆＭＲＩでは、たとえば図形を見たときと、見た図形をあとから思い出したときで色が異なり、それによって脳のどの領域が活性化しているのかがわかる。そのほかにも、何かに熱中しているときや強い不安を感じたときで、それぞれ脳の色づく場所が異なるのだ。まさに、心で感じていることが脳のどの部分で活動している結果なのかが一目瞭然となったのだ。これは、人々が心は脳だと考えるに十分な情報だったのではないだろうか。

さらに、ニコラス・ローズは一九八〇年代の特徴として、向精神薬の開発、それに伴う製薬市場の拡大と脳科学の発達が共進化した点もあげている。向精神薬の登場により、人の心が化学物質によって変化することが明らかにされたのだ。脳科学は化学物質を用いて、さまざまな心理実験をマウスや培養細胞レベルで行うようになった。つまり、心とは脳の化学変化と考える必然性がそろったことになる。ローズはそれが一九八〇年代だと指摘したわけだ。

それでは、一九八〇年代より以前、人々は心というものをどうとらえていたのだろう。ニコラス・ローズが分岐点と指摘した八〇年代より前、心は個人と文化に特有のものがたりによって理解されていた。わかりやすい例をあげれば、子どもの独立をきっかけに生じた専業主婦の悲しみの感情を、母親の役割の喪失体験というものがたりから「空の巣（エンプティ・ネスト）症候群」と呼んだように。

それが、一九八〇代以降になると、悲しみの感情はうつ病とよばれ、脳内のセロトニンの過不足として理解されるようになる。こうした、向精神薬やｆＭＲＩで理解される神経伝達物質の変化による脳機能こそが人間の自己であるとする思想を、ローズは「神経化学的自己」と呼んだ。一九八〇年代以降は、うつ状態にせよ不安になりやすい性格にせよ、それらは神経化学的な変調ととらえるようになったのだ。

そのため、向精神薬による化学的な調整によって、それらの解決をはかろうとする考え方が出現する。たとえば、アメリカではプロザックという抗うつ薬がハッピー・ドラッグと称されて流行し、認可から十年間で一千万人以上が服用した。こうした大流行のなかで、うつ病のみならず競争社会を生きるビジネスマンまでがプロザックを利用したという。気分を明朗にする目的、あるいは積極的で活発な人物へと変貌――エンハンスメント――するために服用したのだ。

現代において、精神科医療もその影響の直撃を受けた。混雑した病院の外来で保険診療に許された診療時間は短い。そうした外来診療では向精神薬の効き具合を微妙に調整するだけで診察時間が終わってしまう。そんな診療を「向精神薬ソムリエ」と呼んだ批判さえある。(4) まるでワインの微妙な味わいを吟味するように、効き具合を確かめながら抗不安薬や睡眠薬を1ミリグラム単位で調整する。まさにソムリエではないか。

抗うつ薬で憂うつな気分は改善した。抗精神病薬で幻聴は聞こえなくなった。しかし、依然として本来の回復に至ることができず、社会復帰が思うに任せないという人は多い。このような人たちは、神経伝達物質の調整は完了したと考えられる。いわゆる神経化学的自己は治癒した。それなのになぜ、その人らしい暮らしへと戻ることがかなわないのだろうか。本当に我々は神経化学的自己を生きているのだろうか。はたして、心は脳なのだろうか。

統合失調症を発症した製パン店の長男

それらの疑問を解くヒントとなる症例報告をここで紹介したい。伊勢田 堯《たかし》が発表した生活臨床に関する論文だ（5）。

生活臨床は、患者の生活特性や性格特性に合わせて介入する支援法である。伊勢田の症例は、製パン店を経営する父親を持つ長男で、統合失調症に罹患し自宅療養していた。長男は家業を手伝わず毎年一流大学を受験し続けていたという。伊勢田が生活臨床の観点から家族を調査した。すると、先祖代々続いた製パン店において、曾《そう》祖父と祖父の家族経営に反発していた祖母という存在が明らかになった。この祖母は、曾祖父と祖父の亡くなった後、父の弟（分家）が経営する製パン店を格別ひいきにしたため、ついに分家が本家をしのぐまでの発展を遂げていたのだ。

本来なら長男が本家の家業を手伝うことで分家に対抗するところだ。ここで、伊勢田は長男が一流大学に合格することで分家をしのごうとしているのではないかと解釈したのだ。伊勢田はこの解釈を祖母に伝えたという。すると、意外にも祖母はこの解釈を本心から理解した。そして彼女は遺言状を作成すると、本家の跡取りを長男であると一族に披露したのだ。

それ以降、長男は大学受験はやめて家業に取り組むようになり、現在では青年会の役職を務めるほどまでに快復したという。

この長男は、神経伝達物質の調整は完了していたと思われる。つまり、神経化学的自己は治癒していたのかもしれない。ところが、彼にはものがたりが必要だったのではないだろうか。つまり、長男はひっそりと自宅療養しながら、一流大学合格という一発逆転に彼の物語を託していたのだ。

ここで、曾祖父の代を知る祖母は、一族で一目置かれる存在だったと思われる。だからこそ、この彼女から承認を得ることは、まさに長男にとって一発逆転並みのものがたりを与えたとは言えないだろうか。つまり、祖母から本家の跡取りとして一族の前で正式に承認された長男は、代々続いた本家の四代目として正当なものがたりの主役に躍り出ることがかなったのだ。神経化学的自己の現代にあっても、依然として文化やその人固有のものがたりは健やかな心にとって必要なのだ。

家族の固有のものがたりのなかで

一九八〇年よりもっと以前、私が五歳だったころの社会では、心はその時代の文化や育った環境など、その人固有のものがたりとして自然に理解されていたように思う。今にして思えば、私を育ててくれた伯母は、ほかの叔父や叔母たちから一目置かれる存在だったが、そこには彼女を中心とした家族のものがたりがあった。

伯母は小柄で朗らかな性格の人だった。終戦の年、父親が五十代の若さで急死したとき彼女はまだ二十八歳で、下には五人の弟妹がいた。戦後の混乱期に自分の母親を支えながら、弟三人の大学卒業と妹二人の結婚を見届けた。

伯母自身は生涯独身のまま、リウマチで寝たきりの祖母を妹たちとともに介護していた。伯母は横田の米軍基地で事務の仕事もしていたので、実家にはよくアメリカ人が招かれた。真冬でも半袖姿の彼らの太い二の腕にはふさふさとした金髪が生えていた。私は、フレンドリーな彼らとすぐに打ち解けた。彼らと片言の日本語で会話したり、簡単な英語――one, two, three, finger など――を教えてもらったりした。彼らの即興の手品を楽しみ、ふざけて彼らの大きな腕をよじ登ったりもした。

私は叔父・叔母たちを呼ぶとき、それぞれ下の名前に叔父さん・叔母さんをつけて―たとえば太郎おじさん、花子おばさんといった具合に―呼ばされた。それが、伯母だけは「大きい伯母さん」と下の名前ではない「大きい」で呼ぶようしつけられた。一族で最も小柄なこの伯母をなぜ「大きい」というのか、幼いころいつも不思議に思っていた。それが、弟妹にとって「偉大」の意味を込めた敬称だった、と気づいたのはつい最近のことだ。その呼び名には、家族にとって自分のことを後まわしにして弟と妹たちの自立を支援し続けた長女への敬意が込められていた。

かつての日本には、弟妹のために長子が犠牲になるものがたり、たとえば経済的な理由で長子は大学進学をあきらめて家計を支え、おかげで弟妹が大学に進学できたといった類の話が普通に語られていた。私の伯母もまた、父親の代わりとなって一家を支え続けた長女、という物語を生きていた。

幼かった私に祖母や伯母のものがたりを理解する力はなかった。ただ、いまから考えると叔父や叔母たちは、独立して家庭を持って以降も、大きなひとつの家族のものがたりを描いていたように思える。彼らは、独立後も実家のすぐそばに住んでいたため、日常的に実家を行き来した。リウマチで寝たきりだった祖母の食事を作ったり入浴を介助したりするために、叔母たちは日がわりで実家へ顔を出した。

ときには、父の妹と弟の妻たちが実家の台所に集まり、おしゃべりを楽しみながら大量の揚げ物をつくり、それぞれの家庭へ持ち帰ることもあった。そうしたときの台所の大騒ぎに、しばしば私も加えられた。当時はミキサーでパンの耳を砕いてパン粉を自宅で作っていたが、パン粉の作製と肉にパン粉を付ける作業を手伝わされたのだ。こうした日の午後、実家は祖母の部屋まで揚げ物油の芳ばしい香りが届くほどだった。叔母たちの笑い声、揚げ物をあげる油の音、食器の触れ合う音やミキサーのモーター音で実家はたいそうにぎやかだった。実家に人が集まることもあれば、逆に叔父や叔母の家へ招かれ、夕食をごちそうになることもしょっちゅうだった。そうしたおり、叔父や叔母の家の玄関へ入ると、家ごとに固有の匂いを感じることがあった。

あのときの、家ごとに異なるカビと混じりあったような生活の臭いは、五〇年以上たった今でもはっきりとおぼえている。法事で久しぶりに従兄妹たちと再会すると、いまでも当時の家の香りが切ないようななつかしさを伴って思い起こされる。

いくつもの原風景

あなたにとっての原風景は何だろうか。私にとっては、鳥獣戯画のレプリカが飾られ一人で寝かされていた部屋の光景だった。あのときの私は諸行無常が理解できず、未熟な自我と未発達な脳の外に広がる実体世界の同時消滅におびえていた。

大家族のものがたりに生きながら、八歳になったとき、科学と医療の原風景—アポロ11号と往診医の場面—に遭遇した。父や叔父が生きる世界とは別のものを初めて知った瞬間だった。

一方、精神医学の研究者として生きる私にとっての原風景もまた存在する。まぎれもない、一九九三年四月八日の暗室での出来事だ。世界の誰もがまだ知らないX線フィルムのバンドを目にして興奮していた。

私がもし放射性物質の隔離施設への立ち入り許可を一週間延長していなかったら。そして変異を発見することなく大学病院へ戻っていたとしたら。おそらく研究所で定年まで勤めた現在の私の姿はなかっただろう。この変異の発見が科学者になろうと私を決意させたのは、まぎれもない事実である。

しかし、三〇年以上たったいま、五歳の原風景を振り返る私は、家族のものがたりをたどりながら、それらがまぎれもなく脳だけでは語ることができないことを確信している。脳はあくまで心の一部でしかないと。

そして、会ったこともない祖父のものがたりに触れたときをいま思い出しながら考えている。私にとっての祖父の原風景は、手を洗ってからでないと見せてもらえなかった祖父の洋書だった。寡黙で勤勉だったという祖父の伝説とともに、祖父の人となりがふわりとそこに立ち上がるような気がした。そんなときに確信することがある。心には、魂や霊と呼ばれてきたものも含まれるに違いないと。

第四章　脳科学で説明できたこと、できなかったこと

見えないもの、数えられないものは存在しないのか

現代人は、科学という言葉に最上級の信頼性を置いているのではないだろうか。ためしに、反対のこと——非科学的なこと——を思い浮かべてほしい。相手を批判するか、信用できないときの言葉となる。科学的であることとは、すなわち可視化され、数値化されるものを意味する。つまり、現代人は目に見え、数値で明らかなものなら信用するということになる。

科学と言えば目に見えるもの、あるいは数値で明らかなものという考え方が当たり前に

なったのには、デカルトが重要な役割を担っている。なぜなら、現代科学は一七世紀にデカルトがこの世界を物質と物質以外のものに分けたことに始まるからだ[1]。デカルト以前の天文学では、惑星が公転するとき遠心力を生じても軌道から弾き飛ばされないのは、太陽霊という霊力が惑星を引き寄せているからと考えられていた。霊とは目に見えないし、数値化もできない。デカルトは霊のような、現代人から見て非科学的な可視化・数値化できないものを排除したのだ。

現代医学もまた同じ歴史をたどっていった。タンパク質、ホルモン、化学物質。血液検査も放射線検査も、対象はどれも物質である。

心は物質ではないから、目で見ることも、数値化することもできない。だから、我々は仕方なく脳を研究することで心を解明しようと試みてきた。神経伝達物質、ニューロン、シグナル分子、ドーパミン。

社会学者のニコラス・ローズは、かつて心理学や哲学の領域で扱われた感情や欲望が、現代では脳という臓器にマッピングされるようになったと指摘している。脳のｆＭＲＩで心の動きが画像化されるようになり、実験動物などによってストレス物質などの数値で明らかにされるようになった。これこそ、現代人が最も信頼する科学という形ではないか。

やがて、心は哲学からではなく科学実験からうみだされるものとなった。こうして、現代人はあたりまえのように心は脳であると考えるようになっていったのだ。

人の心は脳機能で説明できるのか

実際、私自身もそう感じていた。私が研修医をしていたころ、心が神経伝達物質の変化で説明できる（神経化学的自己）という考え方は、一般の人よりもいっそう強かったかもしれない。そう考えていたのは、精神科医として日常的に向精神薬の効果を実感する立場にいたからだと思う。

大学病院では、大勢の医療者で患者さんを診察するいわゆる教授回診とよばれる診療方法がある。よくテレビドラマで、教授を先頭に准教授、講師、助教、研修医などがまるで大名行列のように病棟を練り歩くシーンが描かれるあれだ。しかし、私が所属した医局ではカンファレンスルームに患者さんを一人ずつ呼び入れる方式をとっていた。精神科の場合、ほかの患者さんのいる病室では触れにくいデリケートな内容になることもあるからだ。

カンファレンスルームにはロの字型にテーブルが組まれ、医師がそのテーブルをずらりと囲むように着席した。入口に一番近い真ん中の席に患者さんが座り、その右隣りに教授が、左隣りに担当の研修医が座った。医師のほかに医学生や看護学生なども列席するので、回診の参加者はかなりの人数になった。その雰囲気に圧倒されて緊張する患者さんも多かったろうと思われる。

患者さんをカンファレンスルームに呼び入れる前に、まず担当の研修医が病状の経緯についてプレゼンテーションをする。ここでは主に前回からの症状経過や薬の処方の変更について説明が行われる。次に教授から疑問点などが指摘され、研修医はそれらに回答する。それが終わると、いよいよ患者さんが呼び入れられ、教授が直接患者さんに質問をする。時には教授が身体の診察をすることもある。その様子を研修医や医学生が実際に見ることによって、診療行為の実技を学ぶのだ。患者さんが退室したあと、准教授や講師からも意見が出て活発な議論が始まる。

自分の担当患者さんについてはもちろんだが、同期の研修医の教授回診に参加することも大変勉強になった。教授が患者さんにたくみな問診をすることで、研修医のプレゼンだけでは把握しきれていなかった事実が明らかになることもある。そうした場面で、教授と研修医との力量の違いが歴然とする。

回診は週に一度行われた。男性患者の週と女性患者の週があったので、同じ患者さんの経過を2週間隔で目にすることができた。教授の指示で向精神薬の処方を変えた結果、2週間後の患者さんの容態が見違えるように変わることがある。わずかな処方の変更で、こんなにも人は変わるのかとおどろかされる。そんなとき私は、自分のなかでますます神経化学的自己を支持するようになっていった。

尊厳という名の化学物質はあるのか

大学病院での研修期間を終えて、私は福島県いわき市の病院の常勤医となった。新米医師として精神科の診療に携わっていくうちに、心は脳の機能ですべて説明できるという考えに、だんだんと確信を持てなくなってきた。

幻覚や妄想を治療する抗精神病薬は、神経伝達物質であるドーパミンの働きを抑える。ドーパミンの働きを抑えると幻覚や妄想が治るのなら、幻覚や妄想はドーパミンの働きが強すぎるから生じるのだろうと考えることができる。一方で、うつ病の治療薬は脳内のセロトニンを増やすことで治療効果を発揮するが、セロトニンを増やすと憂うつな気分が治るのだから、憂うつになる原因はセロトニンの減少によるものだと考えることができる。このことから、心とは脳内の神経化学物質の状態で説明可能なものだと考えていた。

ところが、病院勤めを始めてしばらくすると疑問がわいてくる。処方を変更していない、つまりまったく同じ薬を飲み続けていても、患者さんの容態がみるみるよくなっていくことや、反対にますます悪化することもあるからだ。

病気が始まって数週以内の急性期ならば、病気そのものが刻々と変化している結果、服用する薬剤がたとえ同じでも病状が自律的に変わることもあるだろう。

しかし、診断されてから何年もたつ慢性期の人でも、処方をまったく変えていないのにしばしば病状が変わることがあった。そうしたとき、患者さんと家族の関係に何らかの出来事が生じていることがある。たとえば患者さんを大切に育ててくれた祖父が亡くなったとか、弟が自分の先を越して大学を卒業したとか、実家が引っ越しをしたとか。

当時の私は、これらの人生のイベントが脳内の化学的条件を変えただけだろうと考えていた。そう考えたのは、心をすべて脳内の化学的条件で説明できると考えていたせいでもあるのだが、それにしても何となく腑に落ちなかった。なぜなら、この化学変化は患者さんの容態の原因ではなくて、結果のように思えたからだ。

脳が心の原因ではなく、結果になっているとはどういうことか。それは、患者さんの具合が悪くなった原因は大切な祖父が亡くなったことであり、その結果として脳内の化学的条件が変わったのではないのかということだ。このように、神経化学的自己にあくまでこだわると、祖父が亡くなって抗うつ症状が悪化したら向精神薬を増量するという医療的発想が生まれてしまう。これこそ向精神薬ソムリエである。

こう感じていたのは、私だけではないだろう。患者さんは、薬の正しい処方だけで治るものではないのだと。

研修医時代のときのことだ。患者さんを外来で診察するとき、空腹でも満腹の状態でも、患者さんを診療してはいけないと先輩医師から注意されたことがある。また、患者さんと面談する前には必ずトイレで用を足しておかなければならないとも言われた。なぜかというと、尿意や便意がある状態で診察をしようとすると、どうしても話を早く切り上げたいという気持ちが生じ、無意識でも態度に出てしまう。それは、患者さんにとって見放されたような、匙をなげられたような誤解を生じると言う。東京医科歯科大学精神科は、研究も一流だったが、臨床も優れた医局だった。このようにして、先輩は研修医にさまざまな診療のコツを伝授した。

こんなことも言われた。私は笑うと右のほおに可愛らしいエクボが出るのだが、先輩から君のエクボはよいので患者さんの前ではエクボが出るような表情を心がけるとよいと指導された。神経化学的自己を屈託なく信用しきっていた自分としては意外だった。医者の空腹や尿意が患者さんの脳内の化学的状態を左右するはずがないと思えたからだ。

先輩の指導の意味、結果的に、それがはっきりとわかったのは、それから一〇数年後のことだった。聖マリアンナ医大の古茶大樹《ひろき》教授から次のような言葉を聞いて腑に落ちた。

尊厳とは目の前の人をかけがえのない相手として丁寧に大切に接したとき、接してもらった相手と接した自分との間に発生する共鳴現象のようなものである。心を込める、心寄せる、丹精込めるといった心の動きを、化学的条件だけで説明し尽くすことはできない(古茶大樹氏私信)。

私は、福島の病院と筑波の研究室を往復する日々を送りながら、いつしか心には脳でできている部分と脳以外の部分があるのではないかと考えを深めていくようになった。向精神薬が作用する部分、すなわち脳でできている部分は神経化学的な自己であり、それは心の一部でしかない。一方、尊厳や自尊心、気持ちを汲んだり、心寄せたりといった人と人との間の共鳴現象のような部分、これが脳以外の心である。

ホムンクルスに心の地図は描かれたか

脳が心の一部でしかないという考えにたどり着いたとき、ふとワイルダー・ペンフィールドのことを思い出した。ペンフィールドは、二〇世紀初頭に活躍したカナダの脳外科医である。彼はてんかんを専門とする脳外科医であり、てんかん患者をその壮絶な苦しみから救いたいと、人生をてんかんの研究と治療に捧げた人である。彼はノーベル賞受賞者でもあるオックスフォード大学のシェリントン教授の研究室で外科技術と基礎研究のトレーニングを受けてから脳外科の臨床医となっている。

脳は神経細胞と神経細胞の間で電気信号をやり取りすることによって活動している。てんかんでは、この電気信号が無秩序に広い脳領域へと波及することでけいれん発作を生じる。抗てんかん薬がけいれん発作を止めるのは、この無秩序な神経細胞の放電を止めるからだ。ところが、一部に抗てんかん薬が効かない難治性の症例がいる。そうした症例には、電気信号の発信源となる脳部位を脳外科手術で切除して、無秩序な放電が起きないようにして治療することがある。水面に浮かんで波紋を作り続ける蛾を、そっと取り除くように。

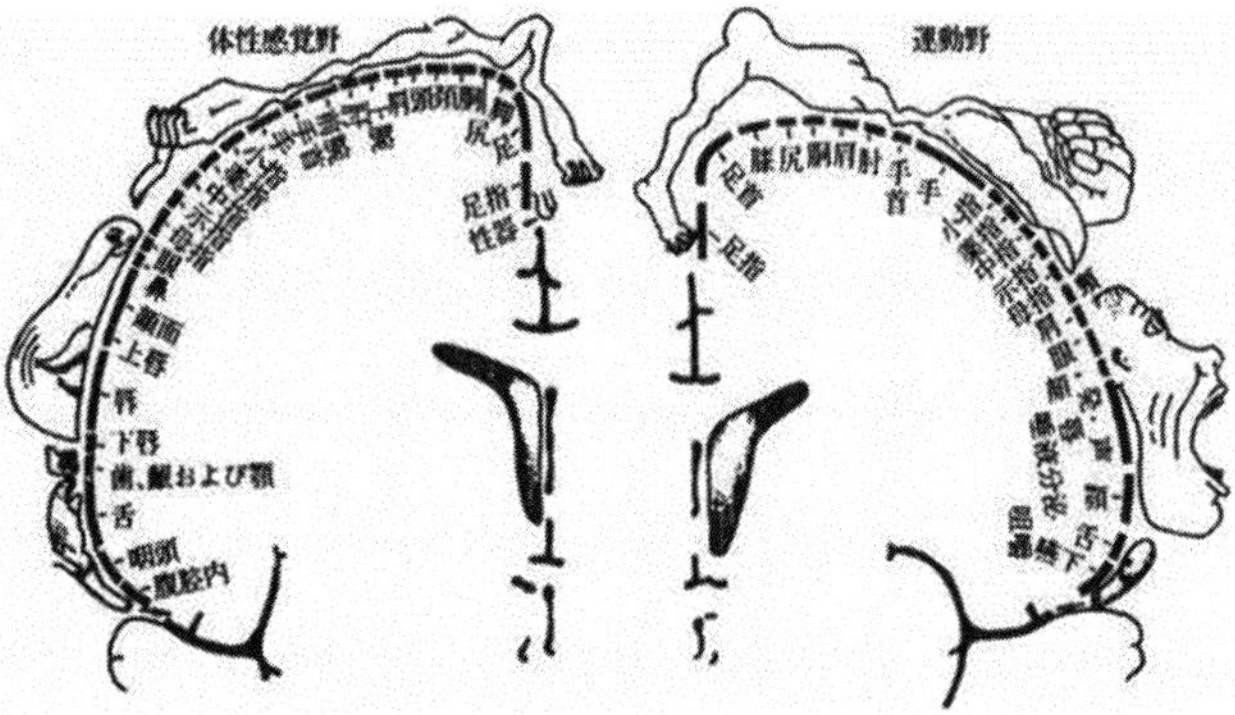

図 4−1　ペンフィールドのホムンクルス

彼はてんかんの外科手術を通じて脳の詳細な部位と機能を解明した。手術は局所麻酔を用いて頭蓋骨を開け、患者に意識がある状態で行われた。初めて聞く人は衝撃を受けるような内容だが、こうした手術は、患者との信頼関係を丁寧に築き上げたのちに実施された。

手術中、電極を脳の表面に触れると、患者は足を触られたとか、そこは手ですといった具合に、電極が触れる場所によって、身体の特定の場所が刺激されたと回答する。

てんかん発作の発信源を切除するとき、電極を脳のあちこちに当てて、除去しても深刻な麻痺が生じない場所を確かめてから発作の原因となっている部位を切除した。

ペンフィールドは、この手術で得られたデータをもとに、大脳皮質のどこの部位が身体のどの部位を制御しているのか詳細な地図を作り上げた（図4―1）[2]。これはペンフィールドのホムンクルス（ラテン語で小さな男）と呼ばれ、世界的に知られる彼の業績となった。

自分を見ているもうひとりの自分がいる

意外に思えるかもしれないが、ペンフィールドはてんかんの治療や研究をする一方で、心の不思議に魅了され、人間の脳の仕組みを科学的に解き明かして、心の働きがそれによって説明できるか明らかにしたいと願っていた人でもあった。

あるときペンフィールドは、手術で電極を当てた際に、患者が過去の経験をフラッシュバックのように再体験する脳部位があることを発見した。たとえばある子どもがいる女性患者は電極を当てられると、自分は台所にいて庭で遊んでいる小さな息子の声に耳を澄ましていると答えた。また、ある若い男性患者は、自分の町で野球の試合を見物しながら、小さな男の子が塀の下から観客席へ這いこもうとしているのを見守っていると告げた。これらの場面はみな、それぞれの患者が過去に体験した記憶である。

ペンフィールドは、このとき、さらに驚くべき事実に気づく。患者はフラッシュバックをありありと体験しているとき、同時に自分が手術室で手術台に寝かされている現実も意識していたのだ。(3)

患者はフラッシュバックを電極によって起こされたと医師に告げる一方で、フラッシュバックを体験している自分を見ているもうひとりの自分のことも意識していた。もうひとりの自分は果たして脳のどこにいるのだろうか。手術室にいる自分と、台所や野球場にいる自分。つまり、二つの意識が並列して存在するのだ。

やがて、ペンフィールドは、心は脳とは別の存在であると考え始める。心は独立した存在であり、独自のエネルギーを用いながら、脳の仕組みを自由に操って働きをあらわしているに違いないと、彼は次第に確信するようになった。

脳は、電極刺激により正確に過去の意識を呼び起こせる精密なコンピュータである。しかし、そこにはコンピュータの作動によってよみがえらされた意識を見ているもうひとりの意識があるのだ。ペンフィールドは、後者を心と考え、前者を脳と考えた。そんな彼は脳と心を、コンピュータとそれを操作するプログラマーにも例えている。

シロアリと創発——土を積み上げただけではアリ塚にはならない

では一体、心や意識はどこにあるのだろうか。

結論を云ってしまうと、意識や人格は創発的に発生するので、ニューロンやドーパミンを調べても説明できない。

ここで、創発について少し説明したい。全体が部分を積み上げた総和では説明がつかない現象を形作ることを創発という。ニューロンやドーパミンという部分を積み上げても、人格や意識がそれらの総和にならないのは、人格や意識が創発的に発生しているからだ。創発についてアリ塚とシロアリを例にするとわかりやすい。

アフリカのシロアリは、その小さな体からは想像がつかないほどの巨大なアリ塚を作ることで知られている。大きなものでは人の身長と同じくらいの一・五から二メートルもの高さのアリ塚を作る（**図4―2上**）(4, 5)。

典型的なアリ塚では、一〇〇万から二〇〇万匹のシロアリが住み、毎時約一・五リットルの酸素を消費する。シロアリは内部でエサとなるキノコを栽培し、それらも毎時約八・二リットルの酸素を消費する。巨大なアリ塚の内部は、大量の酸素と二酸化炭素が十分に換気され、内部温度や湿度も一定に保たれている。シロアリたちは、わずかな空気の動きや湿度、二酸化炭素に反応し、変化する環境に対して常にアリ塚をリフォームしている。一見しただけではわからないが、その内部は柱・カベ・通路・地下室といった複雑な構造をとる（**図4―2下**）[6]。

シロアリがアリ塚を作る行動は、材料の土の粒を「拾い上げて運んで置く」という単純な行動アルゴリズムで行われている。拾い上げられた土はシロアリの唾液が混ぜられることで粘着性の物質となる。唾液には誘引物質セメントフェロモンも含まれているために、他のシロアリを誘引する作用もある。

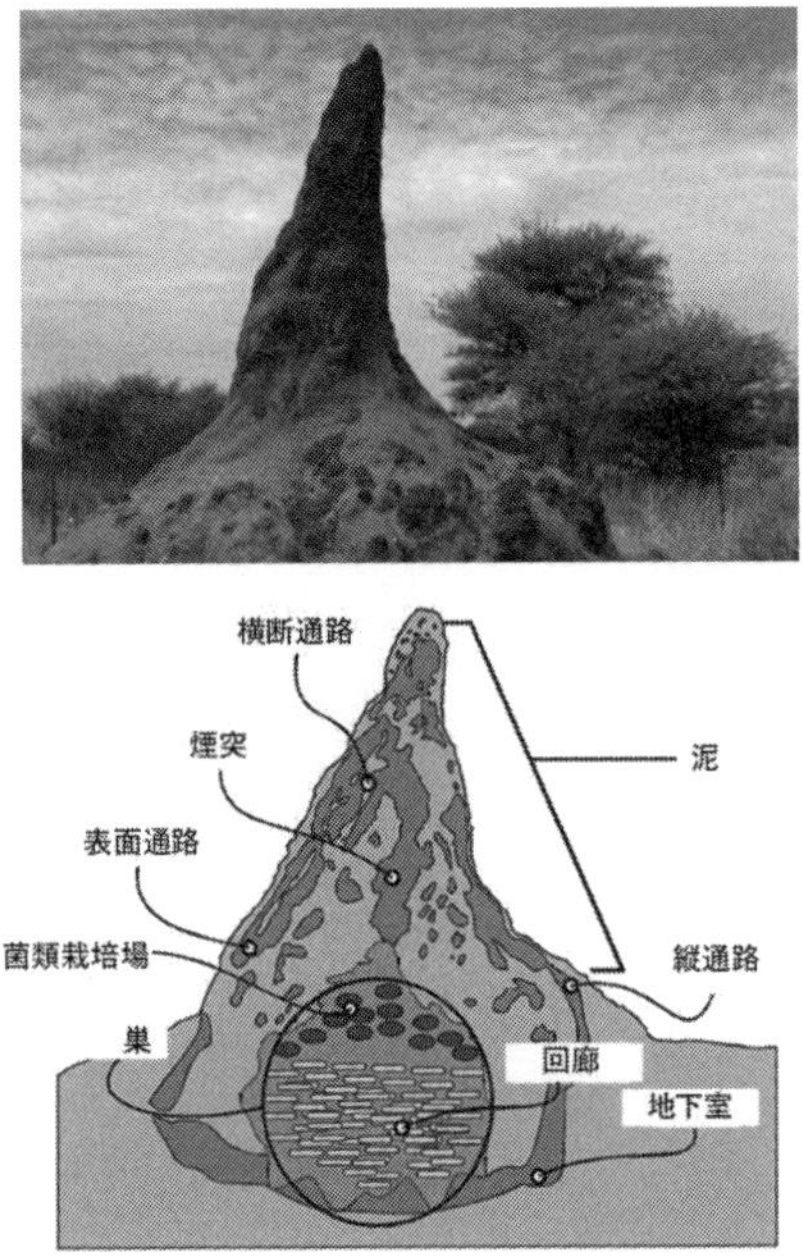

図4-2　アリ塚（上）とアリ塚の内部構造（下）

シロアリの行動アルゴリ

ズムをシンプルな実験環境で再現するために、均一に土を敷き詰めたシャーレ上にシロアリ集団を置いてみる。すると、ランダムに土を拾い上げ唾液を加えて無秩序に置く活動が続くだけで、しばらく構造物のようなものは形成されない。ところが、シャーレ内の土粒の分布にゆらぎが生じ、ある場所に土粒が堆積すると変化が訪れる。なぜなら、そこだけセメントフェロモンの濃度が周囲より高まるからだ。すると、次々とフェロモンにひかれたシロアリがそこへ土粒を運ぶようになり、やがて柱が形成され、シャーレ内にいくつもの柱が整然と並ぶパターンが出来上がるのだ。

シャーレの中で柱が形成されていくプロセスは、自然界では環境の影響でもっと複雑な構造に変化する。たとえば、風の向きでフェロモンの拡散に方向性が生まれると、シロアリの流れが変化して壁が形成されるといった具合に。

シロアリは単純な行動アルゴリズムしか持たないため、巨大で複雑なアリ塚の構造はシロアリの遺伝子を調べてもわからない。シロアリには前もって用意された設計図がないのに、秩序を持った構造物が自発的に生じる。このように部分の総和では描けない全体が発生することは創発現象と呼ばれる。

統合失調症を例にとると、幻覚や妄想は、脳が作り出していることは間違いない。抗精神病薬がドーパミン神経の働きを抑えると、幻覚や妄想が消失するのだから、幻覚や妄想にドーパミン関連の神経回路が関わることは確実だろうと思われる。複雑なアリ塚の構造が創発的に形成されるため、いくらシロアリ自身の行動アルゴリズムを解析してもアリ塚が解明できなかった。同様に、幻覚や妄想も脳から創発的に発生するため、いくらドーパミン神経を解析しても統合失調症は解明できないのだ。

創発の説明にアリ塚とアリの話をしたが、統合失調症とアリ塚ではたとえが離れすぎているかもしれない。そこで、創発のたとえ話に宗教と脳の話をしてみたい。(7) どの民族にも宗教は存在する。神話のようなものまで含めれば宗教的な概念を持たなかった人類は古今東西にわたって存在しなかったろう。宗教的概念がヒトという種に普遍的に見られる形質なら、何らかの生物学的基盤を持っているはずだ。

宗教は、世界の成り立ちや人間が存在する理由などを説明する。また、道徳的な判断の指針を与える。そして、死と死後の世界について説明を与える。以上は、いずれもが脳で行われる精神的機能である。だからといって脳をいくら調べても、宗教のニューロンや遺伝子があるわけではない。このように脳が関わることは確かだが、脳の細部で生じていることを積み上げても、その総和として宗教は説明できない。このような細部と全体の関係を持ちながら新たに出来事が生まれることを創発という。脳をいくら調べても、幻覚や妄想がわからないのは、それらが脳から創発的に生じているからなのだ。

心をつくる3つの層

一九世紀、イギリスの神経学者ジャクソンは、神経が層構造をなしていると述べた。進化的に古くて下等な神経の上に、新しくて高等な神経が層を作るとした。下層にある延髄をハ虫類の脳、上層にある大脳皮質を哺乳類の脳などという呼び方をするのは、ここからきている。ジャクソンは、高等な脳が下等な脳を抑制するようにコントロールしていると述べ、高等な脳に障害を生じたとき、上層からの抑制がとれて下等な脳の機能が表面化するとした。被害妄想とは、哺乳類の脳の機能が障害されたために抑制がとれたハ虫類の脳の性質という説もある。病気の症状とは、この抑制がとれてあらわになった下層の神経の機能なのである。

精神科医の濱田秀伯《はまだひでみち》も、ジャクソンの層理論を受け継ぎ、心（精神）が三つの層構造からなると提案した（図4―3）(8)。ただ、彼はジャクソンと異なり、進化の新旧で層構造を

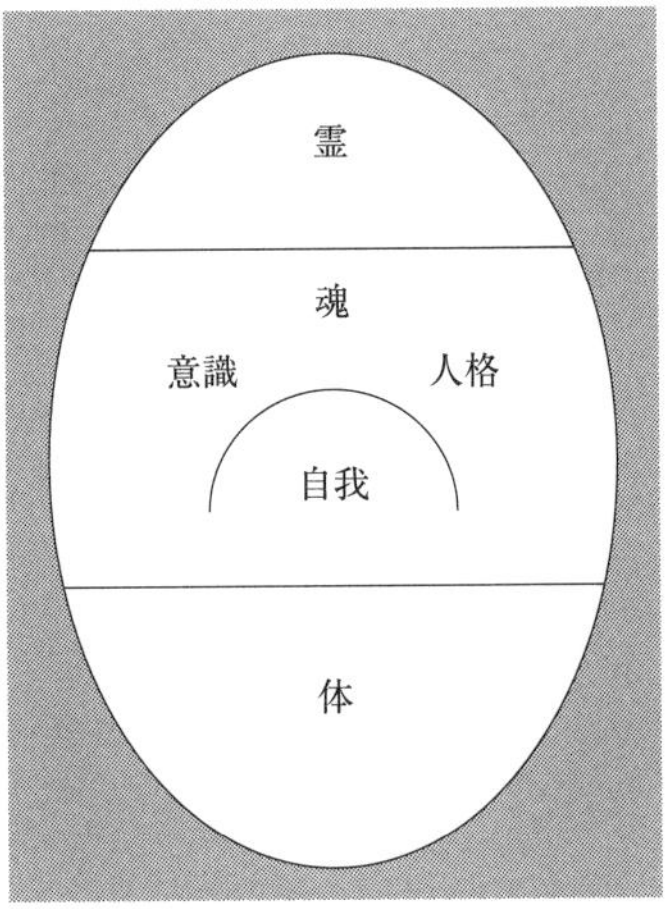

図4−3　精神（心）の三層構造

考えず、心の機能から三つの層を考えた。一番下に脳を置き、その上層に魂を、そして最上層に霊的な心を置いた。

濱田は敬虔なクリスチャンだったので、人間を人生に意味を求める宗教的存在であると考えた。そのため、心身二元論ではなく、霊を含めた心の三元論が必要であると考えた。彼もまた、霊という脳以外の心を考えた一人である。

濱田は、一番下の層に体精神層を置いている。ここは脳と自律神経を意味する。秒速一二〇メートルというスピードの神経伝導に支配された精神の層である。向精神薬はここに作用するので、神経化学的自己の本体ともいえる。体精神層のセロトニンの増減で気分が変わり、ドーパミン神経を抑制する薬で幻聴が改善するといった具合に。

外傷や脳梗塞などでこの層が障害を受ければ、脳の構造の影響を受ける。たとえば側頭葉の言語中枢に交通事故で脳損傷が生じれば、言葉が理解できなくなる。あるいは、後頭葉の一次視覚領野に脳梗塞が生じれば、梗塞の広がりと場所に一致した視野が欠損する。

体精神層の上に魂精神層がある。ここは、たとえば幼いころの過去を振り返ったり、遠い未来を夢見たりといった内的時間を持つ。そして、他の生物にない人間に固有なことだが、人生に価値と意味を求める人格という個性が展開している。この層は心理学、精神分析、社会精神医学などが対象とする精神の層である。

魂精神層は体精神層と接しており、互いに無関係ではない。大切な祖父を亡くして容態が悪化した前述の患者さんの例でいえば、祖父の喪失は魂精神層で意味を持つが、それは下に接する体精神層に神経化学的変調をもたらし、容態を悪化させる。このように、魂精神層は体精神層と無関係ではないが、魂精神層に位置する人格や意識は創発的に発生している。したがって、脳をどんなに調べても、人格というニューロンや意識という化学反応が発見できるわけではない。

精神療法も魂精神層に作用している。患者さんの話をよく聞いて共感して処方した薬剤が、向精神薬の薬理実験結果から導かれたアルゴリズムに従って機械的に処方されたものより——たとえ前者と同じ薬剤だったとしても——よく効くのは、魂精神層にプラセボ効果が働くからだ。

三つの層の最上層に霊精神層がある。濱田は、この層を無制約的なもの、超越的なもの、聖なるものと応答する場と述べている。アフリカやアジア、南米などに広まるアニミズム（精霊信仰）では、太陽、大地、水、樹木など人間へさまざまな影響を与える非物質的存在を信仰して精霊と呼んでいる。キリスト教では神から人に到来する霊をさして聖霊と呼ぶ。濱田は、霊精神層が聖霊の受信装置でありアンテナであると述べている。

シンクロニシティ――それは果たして偶然なのか

精神科医をしていると、心理学や脳科学では説明がつかない現象を経験することがしばしばある。たとえば、ある患者さんのことが医局で話題になっているとき、突然、医局の電話が鳴り、交換台から外線で呼び出される。電話に出てみると、今まさに同僚と話していた患者さん当人からの電話だったりするのだ。ほかにも偶然とは思えないような不思議な現象がたびたび起こった。スイスの精神科医ユングが提唱したシンクロニシティ（意味ある偶然・共時性）はその典型である。そうした体験と出会うとき、濱田の霊精神層の提案が腑に落ちる。

村上春樹の作品に「偶然の旅人」という短い小説がある。(9) シンクロニシティをよく表しているので、ここであらすじを紹介したい。

*

ピアノの調律師をしている四十一歳の男性同性愛者がいた。大学生のとき初めて自分の性的傾向に気づき女性友達に打ち明けた。噂は瞬く間に広まり、家族にもその話は伝わった。両親とのあいだもぎくしゃくしたが、彼にとって何よりつらかったのは、家族の中でもっとも親しかった二つ年上の姉と仲たがいしてしまったことだ。間近に控えていた結婚話があやうく破談しそうになったからだ。

彼は腕のよい調律師として多くのクライアントもついて収入も安定していた。火曜日になると一人でショッピング・モールの中にある書店の一角のカフェで、コーヒーを飲みながら本を読んでいた。

ある火曜日に書店のカフェでディッケンズの『荒涼館《こうりょうかん》』を読んでいた。すると、となりのテーブルで本を読んでいた女性が声をかけてきた。偶然、彼女も『荒涼館』を読んでいたのだ。話ははずみ、その後ショッピング・モールのレストランで一緒に昼食をとった。

翌週の火曜日、彼がカフェで本を読んでいると、再び彼女が現れた。二人は離れたテーブルに座ってそれぞれに『荒涼館』を読んだ。昼は彼女の車でモール近くのフランス料理店へ行き、食事をした。

モールに戻る途中、彼女は公園の駐車場に車を停め、彼の手を握り、どこか「静かなところ」に二人で行きたいと言った。彼は自分がゲイであることを打ち明けて、友達にはなれても恋人にはなれないと告げた。彼女は彼の肩に顔をつけて長い間泣いていた。彼は指で彼女の髪をやさしく撫で彼女の高ぶりを鎮めていった。彼女の右側の耳たぶにほくろがあることに彼は気づいて、二つ年上の姉にも同じ場所にほくろがあったことを思い出した。別れ際に彼女は、あさって乳がんの再検査を受けることを告げた。こうしたいきさつになったのも、そのせいもあったかもしれないと。

翌週の火曜日、彼女は現れなかった。彼女のことを思い出していると、耳たぶのほくろが鮮やかに思い出された。ふと、彼は十年ぶりに姉に電話をかけてみる気になった。姉は驚いたものの、彼の家へ来て久しぶりに語り合うことができた。そして、姉は明日から入院して乳がんの手術をすることになっていると言うのだ。幸い乳がんは転移もなく経過は良好だった。そして、彼と姉は和解し、ふたたび親しく交流できるようになった。

因果律——原因と結果の法則

たとえば、夕べ遅くまで起きていたとしよう。そのせいで今日は眠いというなら、遅くまで起きていた事実が原因で、眠いのが結果である。遅くまで起きていたことにより、疲労物質の蓄積やホルモンの日内リズム異常などが、眠気との因果律として科学的に証明できる。このように、日常とは因果律に従って営まれている。

また、因果律は時間の経過どおりに連なる。それは、原因が結果に先立って存在するからだ。石につまづいて転んだとすれば、石は転倒より前からそこにあったはずだ。したがって、因果律は時間軸に沿って展開するし、因果関係は時間とともに連鎖する。

「偶然の旅人」に登場するゲイの男性は、彼の因果律に従って、ショッピング・モールのカフェでディッケンズの『荒涼館』を読んでいた。また、女性も男性とは独立した彼女の時間軸を生き、同じカフェの隣りのテーブルでディッケンズの『荒涼館』を読んでいた。二人の時間軸はまったく独立した事象であるが、この瞬間に二人の時間軸を横切るようにしてディッケンズの『荒涼館』という偶然の一致が生じている。ゲイの男性の姉も、この女性とは独立した時間軸を生きていたが、この二人の間でほくろと乳がんという偶然の一致が起きた。こうした偶然に何らかの規則や秩序を認めるとき、そこに因果律とは異なる法則を仮定せざるを得ない。これがシンクロニシティである。

シンクロニシティ(共時性)は、河合隼雄によれば人々が思っている以上に発生しているという。ただ、普段は気づかないだけなのだ。二つの時間軸を横切る偶然は、脳科学(体精神層)や心理学(魂精神層)では説明できず見過ごされるだけだ。しかし、共時性が意味ある偶然としてその場に立ち会った人々に受け止められるとき、それらの人の心では、濱田がいう霊精神層が偶然の意味をキャッチする受信装置として働いているのではないだろうか。

突然の啓示──エピファニー

シンクロニシティのほかにも、心理学や脳科学で説明がつかないものとして、エピファニーがある。エピファニーとは「本質の突然の顕現」とか「直感的な事実把握」と訳されることもある。それは啓示のようなものである。村上春樹が『職業としての小説家』のなかでエピファニーのエピソードを次のように述べている。[10]

＊

広島の先発ピッチャーはたぶん高橋（里）だったと思います。ヤクルトの先発は安田でした。（略）バットがボールに当たる小気味よい音が、神宮球場に響き渡りました。ぱらぱらというまばらな拍手がまわりから起こりました。僕はそのときに、何の脈絡もなく何の根拠もなく、ふとこう思ったのです。「そうだ、僕にも小説が書けるかもしれない」と。（略）それは、なんといえばいいのか、ひとつの啓示のような出来事でした。

＊

村上はエピファニーとは「ある日突然何かが目の前に現れて、それによって物事の様相が一変してしまう」ことだと述べている。

サイエンスの発見においてもまた、天才的なひらめきはエピファニーとしか呼べないような突然の啓示として生じることがある。

たとえば、フランスの天才数学者ポアンカレのエピファニーは有名だ。彼は新しい関数を証明しようと、何日も悪戦苦闘を続けていた。そんなある日、新しいアイデアを思いつき証明できそうなところまでくるが、つい多忙にまぎれてそのままにしてしまっていた。地質調査のため、彼は住んでいたカンという都市を離れ、クータンスという土地を訪れた。クータンスで乗合馬車に乗るためにステップに足をかけたとき、彼は新しい関数を定義しようとしていたが、そこで使用する関数がある幾何学の手法と同じであるという考えが突然浮かんだという。直後、馬車の中で乗り合わせた客に話しかけられてしまった彼は、それを検証することができなかった。それからしばらくして、ポアンカレはモン・ヴァレリアンという都市で兵役についたため、この問題を考えることもなく時間が過ぎた。ところが、ある日、大通りを横断しているときすべての記憶がよみがえり、最後の難関を突破して長い間考えてきた新しい関数を証明してしまったという(11)。

オランダ船の船医だったマイヤーは、東ジャワで採取した船員の静脈血が、寒い地域で採血したときよりも鮮やかな赤い色をしていることに気がついた。血液が赤い、つまり静脈中に酸素が多く含まれている状態は、熱帯では生活するうえで酸素をあまり必要としないことを意味する。つまり、熱帯地方では寒冷地に比べて体温を維持するために必要な酸素量が少なくてすむから血液が赤いのではないかと考えた。それ以降、熱と運動の関係について考え続けていたところ、一八四〇年にインドネシアのスラバヤに停泊中の船内で、突如「エネルギー保存の法則」を思いついたという。(12)

精神科医の中井久夫は、唐招提寺《とうしょうだいじ》から薬師寺に向かって歩いていたとき、なぜか脳裏に仁王像が浮かんだ。そして、抗精神病薬を発見した外科医アンリ・ラボリと湯川秀樹の理論とが仁王像の阿形《あぎょう》と吽形《うんぎょう》の二体の像のようにイメージされて「臨界期」を思いついたという。

「臨界期」は中井が考案した統合失調症の病期のことで、病的ホメオスタシスと正常なホメオスタシスという仁王像のような二体の病態も思いついた。統合失調症は回復するときに、その二つのホメオスタシスの間を移行すると彼は考え、そのとき症状が活発化する時期をさして「臨界期」と命名した。

中井はこの二つのホメオスタシスの壁を超えるためにエネルギーが必要と想定しており、彼のエピファニーでは発症期と寛解期に一致した双極性のエネルギーピークが、仁王

の阿形《あぎょう》と吽形《うんぎょう》にイメージされたと述べている。(13)

ユングは、エピファニーを集合的無意識―個人の体験を越えた先天的な深層意識―からくると述べている。また、ノーベル物理学賞の受賞者であるパウリも、啓示は元型―人類全体に共通する普遍的イメージ―からくると言う。(14) ユングやパウリの意見を聞くと、非因果的で共時的なエピファニーが、霊精神層の存在なくしては説明がつかない現象に思えてならない。

ユタをたずねて沖縄へ

二〇一七年の夏、私は沖縄地方を訪れた。

ここでは、いまもシャーマニズムが残っているという。沖縄ではシャーマン（霊媒師）はユタと呼ばれる。ユタになれるのは急性精神病を発症したことがある者とのことだったので、以前から直接会って話ができないかと考えていた。

ユタにはさまざまな人がいると聞いたが、私はそれを観光産業的な生業としていないユタに会いたかった。そこで、地元の医療関係者やユタをよく知る人からのつてをたどり正統なユタを訪ねた。

一人目は、那覇市内の都会的なマンションに住む五〇代の女性だった。ほとんど新築といってよいほどの新しいマンションだった。塗りたての建物の壁が、沖縄特有の強い日差しに照らされてまばゆく輝いていた。玄関のインタホーンを鳴らすと、しばらくしてドアが開き、どうぞと中へ招かれた。清潔に片付いた室内は家具がそれほど多くなく、広々としていた。

言葉つきはおっとりとしていたが、眼の光が鋭いのが印象的だった。部屋には祭壇が飾られていた。それは決しておどろおどろしいものではなく、豪華な仏壇といった風情のものだ。

ユタは、急性精神病を経て能力を獲得するという。地元では急性精神病のことをカミダーリと呼んでいた。彼女も自身に起きたカミダーリを克明に語ってくれた。彼女が発症したのは急性錯乱であり、精神科医の私が見ても急性精神病と診断できるものだった。しかし、彼女の語り口に医学的なニュアンスは感じられなかった。ユタの文化のなかでカミダーリは病気として診断されるべきものではなく、あくまでもカミダーリなのだ。

話している最中も、頻繁に相談の電話がかかってきた。彼女はそれらの相談に対して手短に指示を与えたり、面会予約を入れたりしていた。

私と話しているときは、私に視線を合わせているが、ときどき私に焦点が合っていないような瞬間が訪れる。それはまるで短時間のトランスを起こしているように見えた。

私は自分の母親のことを話してみた。私を産んですぐに統合失調症を発症したこと。私は幼いころ、父の実家に預けて育てられ、母は三〇年以上入院したまま生きて私に二度と会うことなく病院で亡くなったこと。カルテを開示してもらうと、母の病状が急性精神病であり、カミダーリに似ていると思って今日訪ねてきたことなどを語った。

彼女は三〇年以上の入院と聞いて信じられないという顔をしていた。カミダーリを長期に病院に入れておくという発想は、この土地にはなかったのだろう。彼女は静かに目を閉じてしばらく沈黙した。それは例の短いトランスを起こしているような表情に見えた。目を開くと「鳥居が見えます」と言った。私ははっとした。私は東京の研究所から隣の松沢病院へ診療に出かけるとき、敷地内の鳥居をおまいりしていたからだ。同行取材していた新聞記者が、「何色ですか」と聞くと、再び目を閉じて「白い」と答えた。私は少し変だなと思った。なぜなら松沢病院の鳥居は、一般的な鳥居と同じ朱色をしていたからだ。

偶然の旅人

翌日は沖縄本島から宮古島に渡り、六〇代のユタの男性を訪ねた。彼の姉が著名なユタだったが、高齢で面会が難しいという理由から弟である彼が紹介された。恰幅がよく、声のとおる男性だった。彼は車で空港まで私を迎えに来ると、自宅へ案内してくれた。一軒家の広々とした庭で拾ってきた犬や猫と暮らしていて、広い板の間にりっぱな祭壇が飾られていた。こちらの祭壇には大きな鏡が掲げられていた。動物たちは仲がよく、彼の話を聞く私の横で、猫が犬の身体をなめて毛づくろいをしていた。

彼からもカミダーリについて聞いた。やはり彼のカミダーリも急性精神病と診断できる症状と経過をたどっていた。彼のもとにカミダーリになった人が紹介されてくることもあり、場合によっては彼から地元の精神科へ紹介することもあるという。そういったケースでは、患者さんの症状が落ち着くと、精神科病院から再び彼のもとへ戻ってくることもあるという。驚くべきことにユタと精神科医療が連携しているのだ。

彼にも私のことを占ってもらった。私が身に着けているものが欲しいと言うので、名刺を渡すと、それを手に持ってじっと見つめながら、いくつかのことを話した。それらは、たしかに私の先祖で該当する人々がいる内容だった。しかし、一つわからなかったのが、私が和歌山と林業に関わりがあるということだった。私の親戚に和歌山にゆかりのある人はいないし、祖父も父も叔父も銀行員で、林業と関わりがある人は皆無だった。

彼は那覇市の女性のようにトランスを生じることはなく、明瞭な意識のままよくとおる声ではっきりと語った。那覇市の女性も宮古島の男性も、次々とイメージが湧くままに、私しか知らないはずのことを言い当てていた。それはまるで、自在にエピファニーを起こしているように私には見えた。

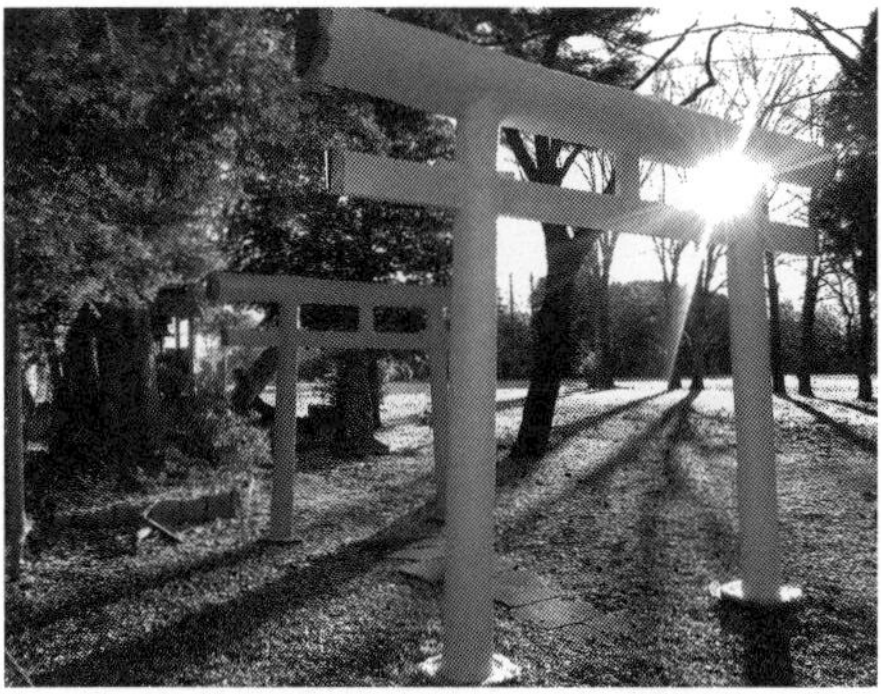

図 4−4　白く塗られた鳥居

東京へ帰ってきてしばらく経った後、いつものように松沢病院の鳥居をおまいりしたとき、驚くべきことが起こった。数十年に一度の改修作業とのことで、鳥居が真っ白い下地に塗り替えられていたのだ(**図4―4**)。すぐに沖縄へ同行した新聞記者に写真を撮って送ったが、彼女も私と同じように驚いていた。

沖縄にユタを訪ねてから二年後の二〇一九年一月、私は狭心症発作を起こした。狭心症をきっかけに自分の人生に限りがあることを悟り、そのとき初めて母の実家に連絡をとってみようと決心した。

北海道にある母の実家と東京の父の実家とは、母の精神病発症をきっかけに、長いあいだ絶縁関係になっていた。母の実家としてみれば、結婚してすぐに精神病になるとは大事な娘に何をしてくれたという気持ちだったのかもしれない。父の実家としても、病気の娘を嫁によこしたといった言い分だったのだろう。思い切って北海道を訪ね私は驚いた。母の実家は山をいくつも所有する大きな林業家だった。

精神医学を研究してきた私にさえ、脳科学や心理学では説明がつかないことが存在するのかもしれないと、このとき心から感じた。

第五章　心はどこに宿るのか

遺品は心を持つか

私のカバンの中には黒い革製の鍵入れが入っている。スナップボタンがついたカバーをぱちんと開くと、中から実家の鍵束が出てくる。私が幼いころを過ごした木造の実家は私が四〇歳のころに取り壊され、その跡地に建てられたマンションの一室が新たな実家となった。すでに高齢になっていた父は、マンションの入り口につくとカバンからいつもその鍵入れを取り出し、不自由な手つきでドアを開けていた。

父が亡くなって、鍵入れは私が引き継いだ。それは父の形見となった。ときおり今でも実家に泊まることがあり、マンションの前でその鍵入れを取り出すたびに、父のことを思い出す。少し左に傾いた背筋。外またの独特の歩き方。革製のひんやりとした鍵入れの肌触りを手の中で確かめるとき、父の存在を近くに感じる。鍵入れから父の気配がふわりと立ちのぼるような気がする。

形見を手に取ったときに故人の気配を感じるのはなぜなのだろう。同じように、幼いころから手放せないでいるぬいぐるみの顔を見て、何かを語りかけてくるように感じたりするのはいったいなぜだろう。一般的にいえば、これらの感覚が起きるのは、ヒトが感情移入しているからで、実際には形見やぬいぐるみは物質でしかない。それらを見たり触れたりするときに私たちの心がモノに投影されているだけにすぎないのだ。

私たち現代人は、ふだんモノと心をまったく異なるものと考えている。もしかしたら、モノと心は相反するものとさえ感じているかもしれない。形見やぬいぐるみなどのモノに心が宿ることもなく、「心」があくまで私たちの内側だけにとどまっているというのが現代人の共通した感覚である。

モノと心の区別がなかった十八世紀ヨーロッパ社会

しかし、二十万年におよぶ人類の歴史を振り返ると、現代人の私たちにとっては意外なことだが、人類はその歴史のほとんどの期間、モノにも心を感じていたことが、歴史書だけでなく科学論文などにも数多く残されている。モノと心がまったく異なると考えるようになったこと、そして心が個人の内側のみに存在すると人々が考えるようになったのは、二十世紀に入ってから、つまり、わずかここ百年から二百年ほどの間のことだ。

たとえば一八世紀前半、ウィーンとパリで活躍した医師メスメルは、当時ヒステリー患者を中心とした治療で注目を浴びていた。彼は大衆の前で公開治療を行うなど、欧米各地のみならず新大陸でも一躍有名人となっていた。

メスメルの治療では、患者と自分の膝が触れ合うくらいの距離で座る。そして両手で患者の両方の親指に触れ、患者の肩から腕に沿って手を動かす。やがて患者はけいれんや失神を起こしたのちに症状が改善した（図5—1）[1]。

今日では一種の催眠術とも解釈されるメスメルの手技だが、メスメルはある流体の存在をさし、これを動物磁気と名づけてその治療効果を説明した。彼によると、患者の体内に

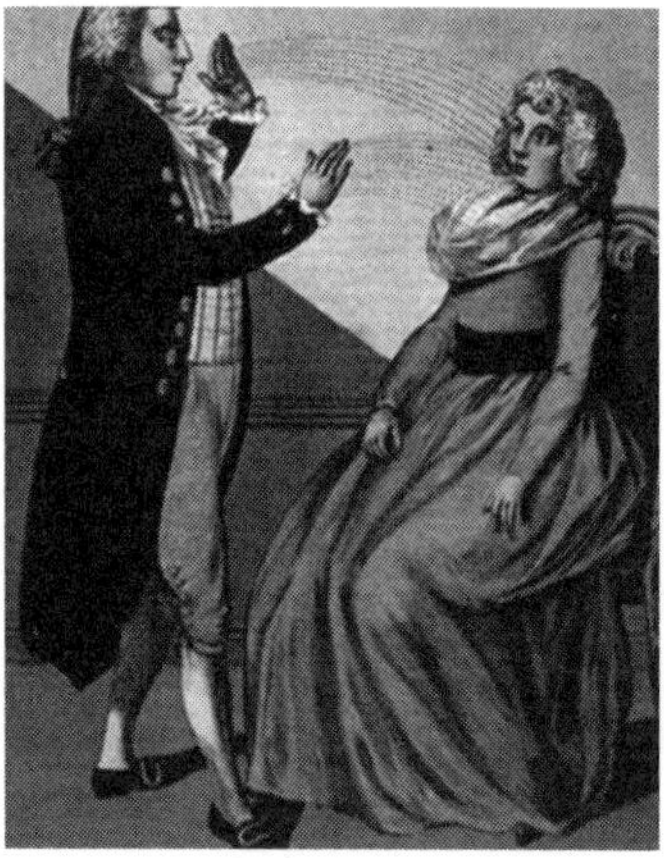
図5−1　治療中のメスメル

は動物磁気が流れていて、その流れが悪くなると病を生じるのだという。
動物磁気は宇宙全体に満ちていて、メスメルを介して患者の体内に流入することで動物磁気の流れがよくなり、それによって症状を改善させるという。
メスメルは動物磁気が物質であるとした。しかもそれ自体が心理的に作用する、心を持った物質だったのだ。体内を自由にめぐる流体物質、動物磁気。物質でありながら心を持つ流体。現代人にはイメージしにくいが、メスメルの理論ではモノと心が区別されなかった。
驚くことに、メスメルより百年ほど前の時代を生きた、あのニュートンも、心理的作用を持った磁石のような物質が実在すると考えていた(2)。ニュートンはそれを精気（spiritus）と呼び、それが電気的な作用を持ち、磁力のように引き付ける物理的な力を持つとした。同時に精気は感覚器官から脳、あるいは脳から筋肉へと感覚刺激を伝達すると述べている。ニュートンの精気とはまさに動物磁気の概念に酷似していた。すなわち、ニュートンもモノと心を区別しなかったことになる。

メスメルも、自身をニュートンの後継者だと考えていたという。メスメルが物理学者ニュートンと心理治療家である自分とを並列して考えたことからも、心には物理学の法則が適応できると考えていたことがうかがえる。つまり、当時は現代のようにモノと心がまったく異なるとか、相反するとは考えられていなかったのだ。

贈り物に生命が宿された先住民族の社会

メスメルが活躍した一八世紀の王侯貴族社会に対して、モノと心について独特な文化を形成した先住民族たちの社会に目を向けてみよう。

十八世紀の王侯貴族社会のように貨幣経済が発達していない先住民の社会では、贈与という儀式が共同体を維持するために重要な役割を担っていた。贈り物をすることによって、贈り手の感情や人格そのものが、モノとともに相手に与えられると考えられていたのである。(3, 4, 5)

たとえば、ニュージーランドの先住民であるマオリ族は、贈与によって「ハウ」と呼ばれる霊的な力が生じると信じていた。彼らは贈り物が人から人へ渡るときにハウの霊力が働き、それが女性の多産や作物の豊穣《ほうじょう》をもたらすと考えた。このため、贈り物を受け取った者は、ハウが循環するように適当な時間をおいて返礼する義務を負った。これをおかして贈与の循環を滞《とどこお》らせると、疫病や死を呼び込むとして忌み嫌われた。

ハウの霊力に限らず、贈与は「友好の醸成《じょうせい》」といった別の側面も持っている。たとえば、贈与はモノの一方的な提供であり、相手が必要としているとは限らない。しかし、受け取った側は贈り手に対して返礼の負い目を感じ、ここに義務が生じる。負い目の感情を一定期間甘んじて受け入れること、そしてその後に贈り物をすることにより相互の友好関係も育まれていった(6)。

文明化を受けない先住民族の社会では、贈り物を社会に循環させることで、共同体の繁栄が維持されると考えられた。彼らの社会では、贈り物には生命が付与され、人格があると考えていたという。現代社会のように、モノが心と区別されなかったのだ。

こうした現代人と異なる物質観を持った社会では、われわれから見ると奇妙な儀式も存在した。それは北アメリカ北西海岸のクワキウトル先住民に見られた「ポトラッチ」であ

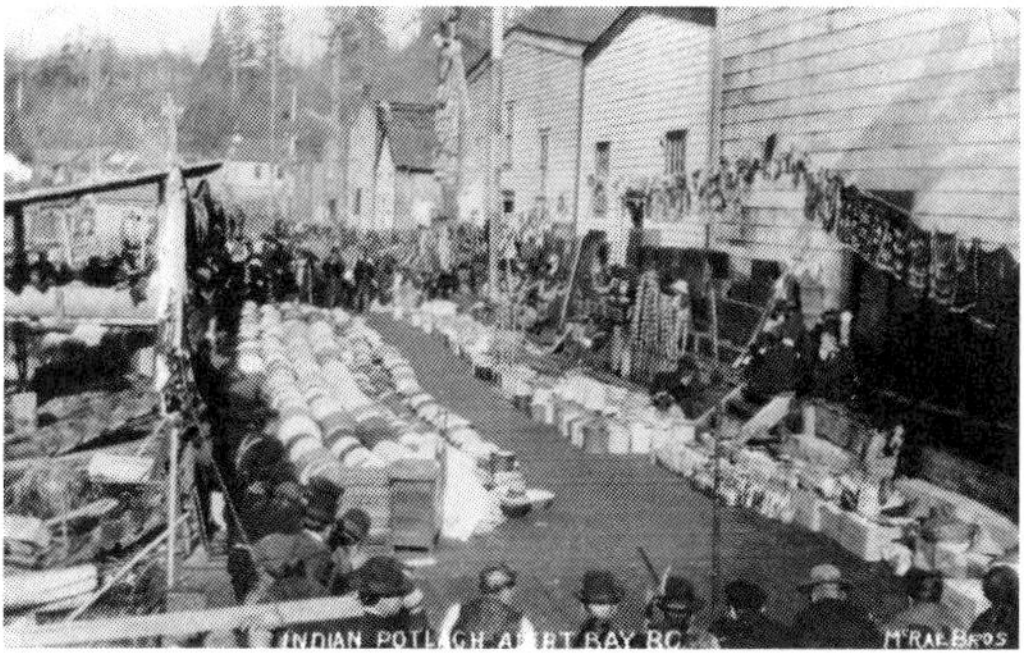

図5−2　ポトラッチにおける大量の贈り物

る（図5―2）[5]。ポトラッチでは、有力者の子どもの誕生、首長の就任や葬儀、権力者の子どもの結婚式などに際し、主催者が盛大な宴会を開き、客に大量の財物をふるまう儀式が行われた。贈与された財物は、ヒマラヤスギの樹皮から作ったブランケット、装飾された篭《かご》、毛皮、ブランケット四〇〇〇枚以上の値打ちがある銅板（所有者を保護するとされた）などだった。

　招かれた客はお返しに自分主催のポトラッチを開き、威信と名誉をかけてそれ以上の贈与でもてなした。そして、その気前良さによって首長としてふさわしいことを共同体に認めてもらう。そのために贈与の儀式が盛大に競われたのだ。

　ポトラッチによって贈り物が集団間を移動することでハウの霊力が活発化する。首長らは共同体の繁栄を維持していくために、贈与のサイクルを途絶えさせないように努めた。

モノは単なる商品と化したのか

貨幣経済の発展に伴い、贈り物は徐々に「商品」というモノに変化していった。贈り手の人格や心が込められたモノではなく、金額に応じて価値がおき換えられる「商品」という名のモノになったのだ。さらには、贈与のように一定期間おくことなく、瞬時に商品取引が成立する「交換」という現象が起こり始めた。

「交換」の現象は、日本では戦国時代に急速に発展した。初期の「交換」の場となった市場は、神社仏閣など聖地の近くにつくられた。なぜなら、こうした宗教的空間に持ち込まれることにより、商品はいったん神仏の所有物になる。これにより、モノに込められていた贈り主の人格や感情が削り取られたのである。こうして単なるモノと化した商品は、瞬時の交換には適していた。人格や心が付着した贈り物では、一定期間保有する義務が生じたからだ。

やがて、市場から税金をとることで寺社に膨大な富が集中するようになると、市場を寺社の管理から開放するために、織田信長などの戦国大名が楽市楽座という経済政策を始める。そのため、市場の支配権は大名の管理下に入るようになった。

楽市楽座からさらに市場経済社会は発展を遂げ、明治維新以降は近代経済社会へと成長する。封建領主の支配権がなくなり、現代になって、市場の機能は完成した。現代社会では、心が宿されたモノを一定期間かけて返礼するといったデリケートで複雑な贈与の原理から、即時的で合理的な交換の原理が社会を支配するようになった。(5) こうした社会だからこそ、モノと心は異なるもの、相反するものという感覚に人々は適合したのかもしれない。

しかし、現代社会でも注意深く意識を傾けていると、モノと心が異ならないとする感覚が残っていることに気づかされる。たとえば、現在でもプレゼントを渡すときに、値札を取り去ったり値段を消したりする。これは、贈り物を貨幣価値に換算できないようにして、商品性を打ち消そうとする行為に見える。また、バレンタインデーのお返しのホワイトデーが一ヶ月の間隔をあけているのも贈与の作法にかなっているように見える。

モノに人格が宿ると考えたクワキウトル先住民のような感覚も、たとえば日本ではお父さんのお茶碗、お母さんのお箸、職場では係長と新人さんの湯飲み茶わんといった具合に、個人ごとに専用の食器を分ける習慣などに見ることができる。

また、昭和の時代には駅弁を食べたあと使った割りばしを折ってから捨てる人がいたのは、使っているうちに箸に乗り移った人格的な何かを他人に悪用されないためといわれている[7]。そう考えてみると、われわれもモノと心が相反するとは心から信じてはいないのかもしれない。

精神病かどうかは社会・文化との関係性で決まる

心が個人の内側だけに閉じた存在と考えられるようになったのも、ごく最近のことである。たとえば源氏物語に登場する六条御息所《ろくじょうみやすんどころ》のように生霊となって恋敵に取りつくような出ていく心もあれば、キツネつきのように外から入ってくる心もあった。つまり、心は個人の内側だけに閉じた存在ではなく、自由に人体を出入りしたのだ。

東京帝国大学精神科教授で松沢病院長だった呉秀三《くれしゅうぞう》によれば、キツネつきが初めて文献に現れたのは今昔物語だったという。以降、たびたびキツネつきの記述が登場した。つまり、キツネつきは、かれこれ七―八百年は日本社会と共存していたのである（図5―3）。キツネつきが現在のように精神疾患という自然科学的疾病と考えられるようになったの

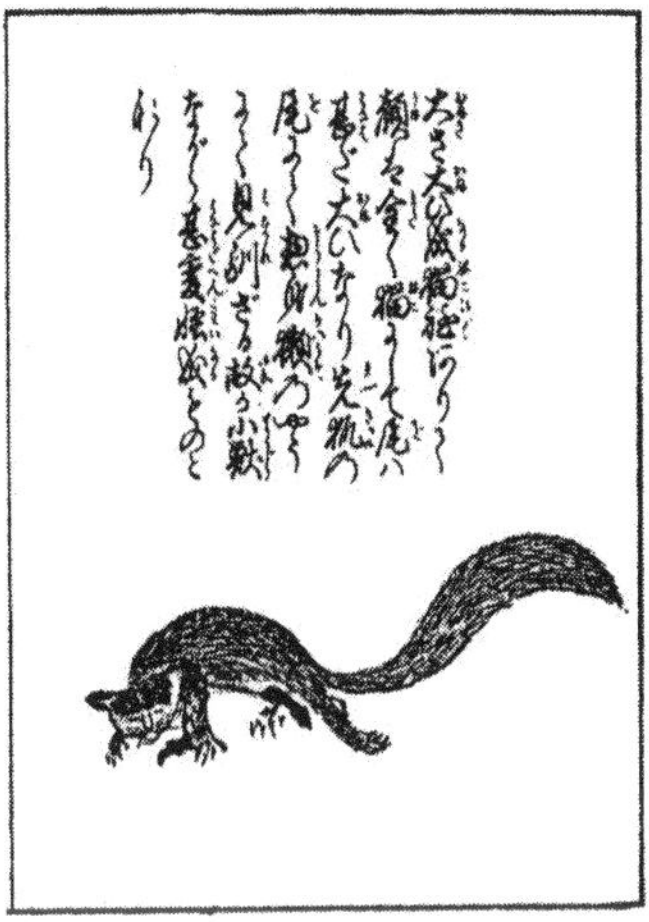

図5−3
キツネ憑きのキツネ『想山著聞奇集《しょうざんちょもんきしゅう》』(1850年)。大きさは大きな成猫ほどで、顔はまったく猫でしっぽはとても大きな狐のようなしっぽである。体はカワウソに似て小獣のような化け物である（著者意訳）

はごく最近のことであり、歴史上のほとんどの期間それは共同体の「儀礼」としてとらえられていた(8)。

なぜキツネつきを儀礼と呼んだかというと、たとえば、白米をあげたのにお返しをしてくれないなど家同士のトラブルが起きたとする。すると白米をあげた家の誰かが返さなかった家族の誰かにキツネとなって取りつくという形でトラブルが村全体にまで波及する。すると宗教家も立ち会って祈祷が行われ、キツネにつかれた人が、「おわびとお礼を兼ねて赤飯を持たせてくれれば帰ります」と答えるかたちで解決がはかられる。それらを近隣の人々も参加して承認し、病者の治癒を見届けるといった共同儀礼として「つきもの落とし」が行われた。キツネは当時稲荷という神としても認識されていた。したがって、現在のように精神の病気としてではなく、キツネがつくことは神がその身に降りることと同じ意味でもとらえられていた。

一九八〇年代までは、学術誌にキツネつきの症例報告も見られた。ただし、多くのそうした報告のなかでは、かつてのキツネつきも、しだいに共同体のなかでの儀礼といった役割を失っていった。そして、憑依妄想《ひょうい》（誰かが乗り移ったという妄想を持った疾患名）とか非定型《ひていけい》精神病（統合失調症のような典型的な精神病ではない疾患名）といった脳の疾患として自然科学的な病名をつけられるようになった。

一般に、（自然科学的な）病気であるとの診断は、本人と文化・社会とのあいだの相互関係に大きく影響を受ける。食塩水を例に説明しよう。たとえば、食塩の濃度が濃かったり水の温度が低かったりすると、食塩水の中で溶けきれない食塩が析出してくる。反対に、塩の濃度が薄かったり水温が高かったりすると、塩はすぐに溶けて、析出もしてこない。

これを病気と社会の関係におきかえると、病的な状態の強さ（食塩の濃度）と社会・文化側がどう受け止めるか（食塩水の温度）の関係によって、周囲との関係性も同様に変化

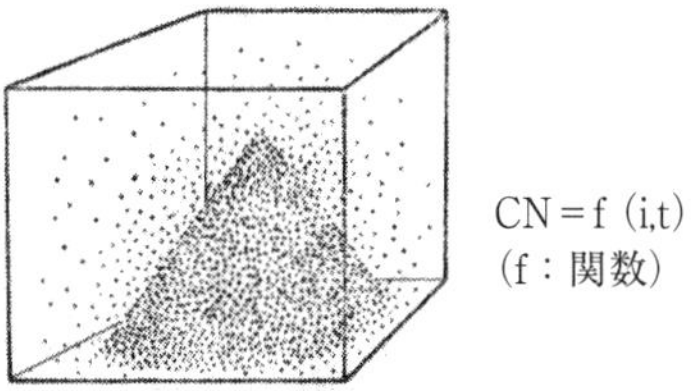

CN：caseness（事例性）
i：illness（疾病性）
t：tolerance（許容度）

図5−4　事例性と社会の許容度の関係

するのである。つまり、周囲に溶け込み、儀礼的役割となって共同体に受け入れられるキツネつきとなるか、析出した食塩のように共同体に溶け込めずに非定型精神病患者となるかが変わってくるのだ（**図5－4**）[9]。

実際にあった例を挙げると、精神科医で医療人類学者の江口重幸が一九八八年に発表した論文では、滋賀県の山村で起きたキツネつきの事例が報告された。周囲と隔絶された環境にあった村で、村人たちは、この事例をキツネつきだと認識していた[10]。江口の症例報告の文中にも、家族はこれをキツネつきだとして本人に祈祷を受けさせていた。その村には新興宗教の教団があり、神が憑依《ひょうい》して信者が正座したまま真上に飛び上がったり泣いたり笑ったりする「神くだり」がよく見られていた。このような背景から、症例はあくまで共同儀礼の役割を持ったキツネつきとして共同体の内部で認知されていたのだと言える。

共同体での認知について、ドイツの精神病理学者ブランケンブルクが農家の息子（三二歳）の症例を発表している。息子は村はずれの洞窟にある聖母に祈りを捧げ、自分がキリストであると公言していた。そして奇跡を起こさんとして水をガソリンに変化させようとしていた。一方で、その息子の父親も家畜小屋に悪魔がいることを信じていて、息子の病気も女占い師の魔法のせいだと主張していた。この村のなかでは息子がキリストであるという主張は妄想ではなく迷信だったとブランケンブルクは述べている。(10) 彼によると、主張が本人だけにとどまっている場合は妄想であり、自分以外の誰かなど共同体の内部で妄想が共有されている場合は迷信となる。

江口の症例に話を戻すと、その山村ではキツネつきが自然科学的疾患モデル化された事例となっていない。すなわち、社会・文化側がこれを受け入れた（食塩水の温度が高かった）ため、憑依妄想のような病名を付けられる（食塩が析出する）ことがなかったのだと考えられる。

憑依妄想や非定型精神病という病名は、心が個人の脳の内側に閉じているとする考えの延長線上にある。一方、キツネつきという憑《つ》き物が個人のなかに侵入してくるという考えは、心が個人の脳の内側だけには閉じないとする立場である。大正時代以降、キツネつきが減少したといわれるが、私たちの社会・文化が心は自由に個人を出入りできないと考えるようになったからだと思われる。

心が自由に出入りした明恵上人《みょうえしょうにん》の記録

現代人から見ると、魔訶《まか》不思議に思える歴史的記録がある。明恵上人《みょうえしょうにん》という鎌倉時代初期の名僧に関するいくつかの記録である。

明恵《みょうえ》は釈迦《しゃか》に対するあこがれが強すぎるあまり、当時の天竺《てんじく》（インド）に渡る計画を立てていた。

明恵が記した『秘密勧進帳《ひみつかんじんちょう》』(11)によると、一二〇三年（建仁三年）の一月二六日のこと、武家の妻であった明恵の伯母がおもむろに新しい筵《むしろ》を鴨居にかけると、四つ足の獣のようにして人の頭上より高い鴨居の上までのぼり、以下を告げたという。「私は春日明神である。そなたの天竺行きを止めるために地上に降りてきた」。

それを聞いた明恵は、もし本当に春日明神のお告げであるなら、重ねて霊告を垂れていただきたいと祈った。すると、三日後の一月二九日、再び伯母に春日明神が乗り移った。「そなたが天竺に行こうとするのは私にとって大きい嘆きである。必ず春日大社を詣ずること」と述べたという。

明恵の弟子、義林房喜海《ぎりんぼうきかい》の記した『明恵上人神現伝記《みょうえしょうにんかみげんでんき》』によれば、同年二月、明恵はお告げに従って春日大社を参詣したが、中門の近くで鹿が三〇頭ほど膝を屈してひれ伏すように立っている不思議な光景に出くわした。

参詣を終えた明恵が紀州に帰ると、春日明神が再び伯母に憑依《ひょうい》し、鹿たちがひれ伏していたのは春日明神が明恵を出迎えていたからだと述べた。

その後、同年一一月一九日に明恵が旅先で泊まった宿の主人の夢にまで、春日明神が現れた（夢期《ゆめのき》：高山寺所蔵）。明恵自身の夢にも春日明神がたびたび現れるようになり、夢の中で天竺行きを鬮《くじ》で占うと「渡るべからず」と出るうえに、翌日になってあらためて占ってみると前の晩に見た夢の通りだったと弟子の喜海が記している。春日明神の度重なる大反対に心が折れた明恵は、ついに天竺に行くことをあきらめた。

春日明神が伯母に憑依したり、旅先の主人や明恵自身の夢にもたびたび現れたりしたこれらの一連の記述を見るとき、私たちは心（春日明神）が自由に人体を出入りしたと見るのか、それとも鎌倉時代の迷信と見るのだろうか。

他方、鎌倉時代から現代に時計の針を戻してみると、ある精神医学の学術誌に興味深い症例報告が掲載された[12]。著者である精神科医の新宮一成は、ある女性患者の治療期間中に学会に出席した。懇親会で、マグロを食べに寿司のブースに行ったところ、すでに提供が終了しており、食べることができなかった。翌日、女性患者の診察中に、彼女が昨夜の夢でマグロのお寿司をお腹一杯食べたと話したという。

これは共時性なのか、はたまた心（マグロを食べられなかった精神的ショック！）が彼と女性患者の頭の中を自由に出入りしたのだろうか。

介護をしてはじめて父の人となりを知った

モノと心ということで言えば、個人的に印象深い体験がある。

私の父は、食道がん治療後の合併症により八六歳で亡くなった。私が五四歳のときだった。その八か月前、食道がんが見つかり放射線治療を受け、原発病巣は消失して転移もなかったことからひと安心したところだった。ところが、食道がんに照射した放射線が近くにあった心臓にもあたり、心膜炎を併発してしまった。

当時、私は大型研究費を得て多忙を極めており、医師主導治験も手がけ、学会の大会長の当番も巡ってくるなど、文字通り駈けずりまわっていた。父の見舞いもめったに行けないでいた。そんな状況を見るに見かねて、父の弟が私に忠告をした。

「昌成君が人様のために忙しくしていることはりっぱなことだ。しかし、人様のいく分の一でもいいから、実の親のために時間を割くことはできないのか」

私は、目が覚めたような気がした。まったく叔父の言う通りである。このとき以後、私は週末に仕事を入れないようにして、自宅療養していた父を毎週末に見舞うようにした。

現在の父が住む家。そこには五歳まで私も住んでいた。五〇年ぶりに訪れたにもかかわらず、不思議と懐かしさのような感情はわかなかった。むしろ、記憶のなかの風景とずいぶん異なって見えた。それは、庭木が五〇年分だけ成長したことと、何より五歳のころより今の目線が高いこと、家が五〇年の歳月分だけ古くなっていたせいでもあったように思う。

私は水銀血圧計を使って父の血圧を測ったり、脈をとったり、聴診器を胸に当てて聴診をしたりした。私は親族で初めての医者だったので、毎週末のやや仰々しい診察も父はまんざらでもなさそうだった。

　ひととおりの診察が終わると、父はいつも同じ話をした。江戸時代以来の先祖のこと、第二次大戦の学徒勤労動員で魚雷のスクリューを作っていたこと、東京大空襲を逃げ延びたこと。軽度の認知症も始まっていたかと思う。父は同じ話を繰り返し、毎週、私は黙ってそれを聞いていた。こちら側からあちら側へ行こうとする人間が、一五〇年前からの話を掘り起こして自分の人生の意味を確認しようとしているかのように見えたからだ。

　私は五歳で父の実家に預けられ、父と暮らすことは一度もなかった。だから、父の家を訪ねるようになって初めて知ることもあった。ひとつは、父が古風な江戸弁を話していたことだ。「おまいさん」と呼ばれて気づいたのだ。また、野良猫を二匹拾ってきて飼っていることも意外だった。私が育てられた父の実家では犬を飼っていたから、父は犬好きだとばかり思っていた。

　そうして毎週父の家へ通い出す前、放射線療法後の心膜炎の治療を終えて大学病院を退院するとき、体重は一〇キロ落ち、車いすなしでは移動が困難になっていた。それを見て、余命は三ヶ月程度ではないかと私は思っていた。大学病院から紹介された近所のクリニックまで、私が車いすを押して父の毎月の通院に付き添った。余命三ヶ月の予想に反してデータは毎月ごとに次第によくなり、車いすから立って歩くようになった。食欲も戻っていた。しかし、四ヶ月が経過したころから、心膜炎の後遺症で心不全を起こすようになり、嫌がる父を説得してなんとかホスピスへ入院させた。家に帰りたいと毎日私の携帯へ電話をかけてくるので、早朝の出勤前に毎日父を見舞うようになった。季節はめぐりホスピスへ向かう坂道に雪がふり、やがて桜が咲き始めた。ホスピスへ入院して四ヶ月たった春の日、父は息を引き取った。

たまは常世《とこよ》へ帰る

夜の一〇時過ぎにホスピスから死亡の連絡があり、タクシーでホスピスへ到着したときは死後一時間ほどがたっていただろうか。ベッドに横たわる父の顔には白い布がかけられていた。白い布をめくると、父の顔があった。いまにも目をぱっと開いて、今朝もそうだったように、よく来たなあと話し始めそうだった。

看護師が遺体の処置をして、父は霊安室へ運ばれた。霊柩車の到着を待つ間、父の頭部に触れてみてはっとした。体温がないのだ。八ヶ月間の父との交流で、江戸弁を含め父の人となりを初めて知ることができた。ホスピスへ入院してからは、毎朝言葉を交わし心を通わせてきた。これほど父と心を交流させたことは、生涯で初めてだった。そして、今朝ほども会話をしたばかりの父が、いま目の前で明らかな物質と化している。まさに、モノと心が目の前で交錯した。六〇キロといえば大型動物の部類だが、人間とは、心を持ったまさに大きなタンパク質だったのだ。

父の頭部に触れながら、私は不思議な感覚にとらわれた。今朝まで心通わした父の心。その心はいまどこに行ってしまったのだろう。目の前の巨大なタンパク質に心はない。

そのとき、ペンフィールドの実験を思い出した。つまり、脳に電極を当てたとき、患者はフラッシュバックを経験しながら、同時に手術室にいる自分も意識していたことだ。二つの意識が並列することから、ペンフィールドが心は脳と密接に結びつき依存しあっているが、脳とは別の存在だと確信した。いま、目の前の父の脳は生命活動を停止し、心としての機能を失っている。しかし、ペンフィールドが述べたところの脳とは独立した父の心が、ごく近くに存在していると感じられたのだ。それは、ある種の宗教的な体験といってもよかった。

民俗学者、折口信夫《しのぶ》は、古代日本人が、海のはるかかなたに異界の存在を信じ、そこを常世《とこよ》と呼んだという。(13) 古代人の信仰では、常世から「まれびと」という神が来て、幸福をもたらしては常世へ帰って行かれるとした。まれびとは「たま」であるという。たまは形がなく変幻自在で、たまが宿ることで草木もヒトも命を授かる。まれびとは、草木やヒトにたまをもたらす。人は死ぬとたまに返り常世へ戻る。そこは次に生まれる命の置き場でもある。

今朝会ったときは、父には確かにたまが宿っていた。六〇キロのタンパク質というモノに心が存在した。しかし、いま目の前の父にたまはいない。常世へ戻るために、すぐそばにたまとして存在している。私は父の頭に触れながら、そんな不思議な感覚にとらわれていた。それは、神聖で厳粛な瞬間であり、神秘的でさえあった。

死んだのち心は変わりゆく

霊柩車にのせられた父は、父の実家へと運ばれた。北枕で寝かされた父は葬儀までの数日間、そこに安置された。葬儀の準備や相続の手続きなどで毎日が忙しく過ぎてゆく。朝、線香をあげると、白い布をめくって父の顔を拝んだ。皮膚の色が一層白く変わり、表情も遺体らしく変化していく。いかにも物質らしくなった。

葬儀の日を迎えた。僧侶の読経を聞きながら、この八ヶ月のことを思い起こしたり、モノと心のことが脳裏をよぎったりした。葬儀が終わって遺体とともに火葬場へ場所を移した。そして、いよいよ火葬が終わると、火葬炉から出てきたステンレス台上の、無数の骨片に混じって大きな大腿骨頭が目にとびこんできた。ついに、父は完全な物質になってしまったと、このとき感じた。

数日後、不思議なことがあった。父の知人が、夕べ自分のところに父が現れたと電話をかけてきたのだ。知人はベッドで寝ていたときに父から話しかけられたという。ちょうどその時間帯に、私も父の夢を見ていた。入眠時幻覚のような、もうろうとした意識のなかで父が何か話しかけてきていた。明恵上人のことを思い出し、こういうこともあるのかなとだけ思った。父の知人と私の心を父の心が自由に出入りしたと感じた。

慶弔《けいちょう》休暇も終えて職場に戻ったが、相続関連の役所の手続きなどが頻々《ひんぴん》と入り、八ヶ月の介護の疲労も重なって体調はずっとよくなかった。ようやく体調が回復したのは四十九日法要を済ませ、納骨を終えたあとだった。

四十九日法要を済ませ体調が整ったころ、カリフォルニア大学の日本研究家オームス・

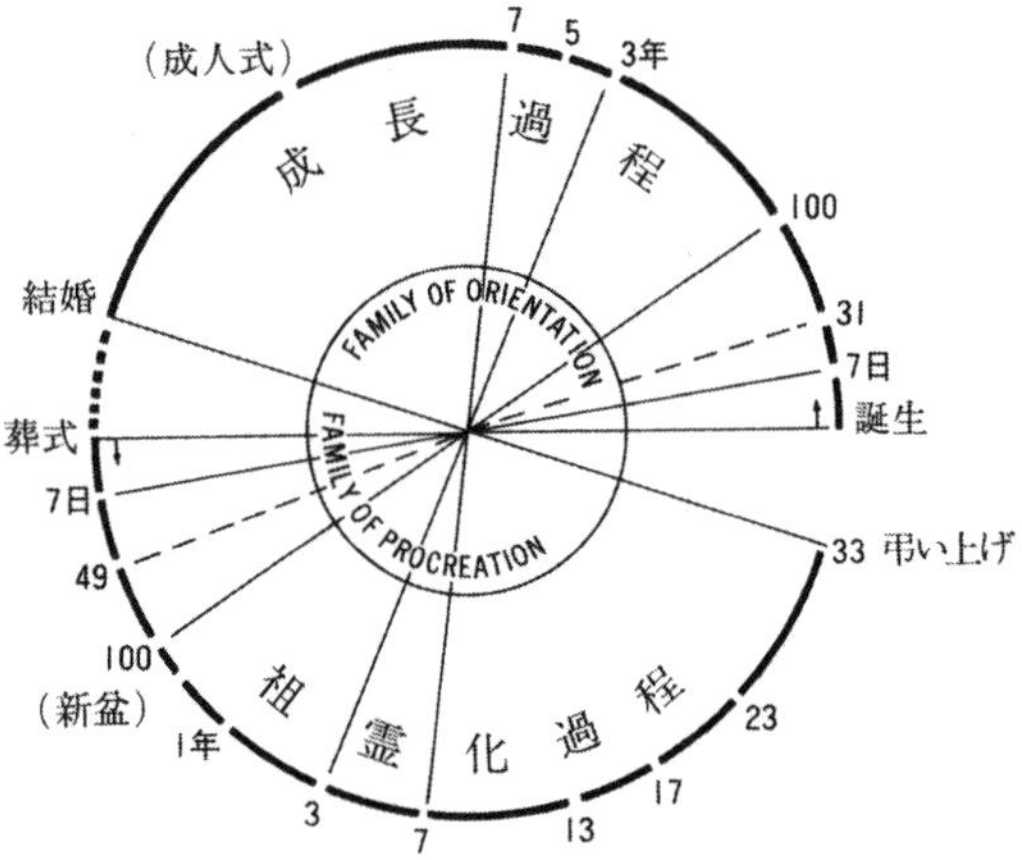

図 5−5　死者の祖霊化と生者の成長

ヘルマンの話を思い出した。彼が、日本人の宗教観では生命の誕生と死亡のときの儀礼が似かよっていることを指摘している(14)（図5−5）。たとえば、誕生のとき新しい名前を命名されるが、死亡のときも戒名という新しい名前をもらう。誕生のとき御七夜を祝うが、死者には初七日がある。七五三と三回忌、七回忌。法事を完了する弔《とむら》い上げは二三回忌か三三回忌だが、結婚も二〇代から三〇代である。

ヘルマンは、この対比を魂の不安定性に着目して考察している。誕生も死亡も日本では穢《けが》れと考えられ、乳児死亡率の高かった時代からすれば生後しばらくは魂が不安定と考えられたのは当然かもしれない。同様に死後もしばらくは魂が不安定で周辺をさまよい、四十九日を境に魂は墓へ向かい安定するという。ヘルマンの説を知って、四十九日前に父が私の夢や知人の寝室に出てきたことや、四十九日法要を境に私の体調が回復したことが妙に腑《ふ》に落ちた。

ヘルマンは弔い上げによって故人の個性は徐々に薄れ、最後には先祖という個性のない一族を見守る祖霊になると述べている。たしかに、父はまだありありと遺品から立ち上る個性を持ったままだが、父よりずっと前に亡くなった祖母となると、幼いころにハレー彗星の話をしてくれた思い出がぼんやりと浮かぶ程度である。祖父に至っては会ったことがなく、まさに伝説の御先祖様といった感じで、すっかり祖霊化が完成している。

脳以外に心があるとすれば、それは脳が消滅したあとに残ったとしても不思議ではないと感じた。ヘルマンが述べた魂の諸説は、ペンフィールドが考えた脳以外の心と一致するように思えて仕方なかった。

短編小説

松沢村幻譚

※この物語はフィクションであり、実在の人物・団体とは一切関係ありません。

松沢村は、東西を稜線に挟まれた細長い村で、南東部に六キロ平方メートルほどの松沢湖がある。江戸時代には久保田藩に属し、幕末は他の東北諸藩と同様、蝦夷《えぞ》地の警備を任じられた土地である。この地域は延暦《えんりやく》二四年（八〇五年）まで大和朝廷に抵抗する蝦夷地だった。

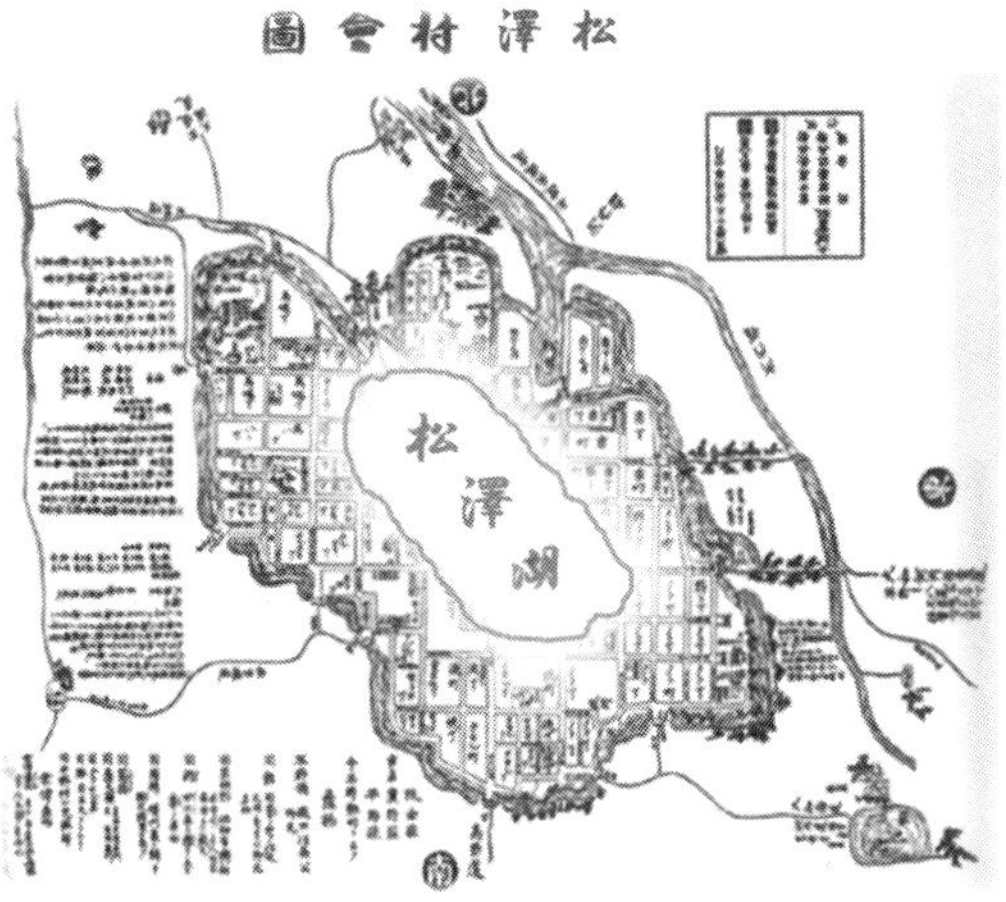

そのため、周辺にはアイヌ語に由来する地名が散在する。独特の縄目模様の土器を用いた縄文人とは別に、刷毛目《はけめ》柄に修飾された土器が出土する擦文《さつもん》文化を担った地域でもある。

　松沢村の日本海沿岸は、南下するリマン海流と北上する対馬海流の合流点に面しており、夏の西風にのって稜線に挟まれた松沢村に流れ込む海洋蒸気が「マツネムセ（松沢霧）」と呼ばれ、湿度の高い山岳気候帯を作る。

　生態系としては北海道南部から北陸までを含む落葉広葉樹林の植生に属しながら、松沢村周辺だけは一部常緑針葉樹を認める。明治の生物学者、間宮義家によって新種の粘菌（マツネホ

コリカビ：Dictyostelium Matsuneumu）も発見されている。(1)

また、東北地方には、おかっぱ頭の子どもが夜中に現れて寝ている家人にいたずらする「座敷童《ざしきわらし》」の伝承があるが、この地域にはそれがない。代わりにフキの葉の下に隠れていたずらをする小人「ウラボッコ」というアイヌ人伝承のコロボックルと似た妖怪伝がある。(2)

青森ではイタコが有名だが、この地域にも「ホヤウイム」と呼ばれるシャーマンがいる。(3)

松沢村は東北地方にありながら、独自の生態系と風土を保ったガラパゴス的な地域といえるのかもしれない。

プロローグ

7月15日午後6時前、羽田空港（東京都大田区）で、福岡空港に向けて離陸しようとしていた日本航空307便が、離陸直前に海上保安庁の航空機と衝突しました。

この事故で海上保安庁の機体に乗っていた六人のうち、一人が意識不明の重体であることが確認されたほか、307便の乗員・乗客のうち十四人がけがをしていることが確認されたということです。

また、この事故について、警視庁は業務上過失致死傷の疑いで詳しい経緯を捜査する方針です。

保護室

どれくらい眠っていたのだろうか。白い天井が見えた。いったい、ここはどこなのだろう。私は自分の手足が動かせるか確認した。身体を起こして周囲を見回すと、フローリング敷きの部屋のマットの上に寝かされていたことがわかった。何もない真っ白な壁と天井をあらためて見回して、思わずアッと声を上げそうになった。そこは精神科病棟の保護室だったからだ。私は自分の受け持ち患者さんがいる精神科病棟の、いつもの見慣れた保護室で寝かされていたのだ。ふと違和感を感じて左腕を見ると、注射痕を覆う脱脂綿とテープが貼ってあった。

「注射のあと…」

どうやら私は鎮静剤を打たれて保護室に収容されていたらしい。ぼう然としながら、記憶を順番にたどろうと意識を集中させた。そうだ、私は融教授を救うために航空券をシュレッダーにかけたのだった。

「糸川先生、目を覚まされましたか」

保護室のインターホンから助教授の新井先生の声が聞こえた。しばらくして、鉄の扉のブレードを回す音が響き、看護師と二人で中に入ってきた。二人はクッションフロアの床に膝をついて私の前にかがんだ。

「どうですか。よく眠れましたか」

助教授が心配そうに私を見ていた。私はいったいどうしたのだろうか。心もとない気持ちに押しつぶされそうになりながら、私は訊ねた。

「私は松沢病に罹患したのでしょうか」

助教授は、床についていた右膝を左につき替えた。

「松沢病かどうかはわかりませんが、かなりの興奮状態でした」

「融《とおる》教授は？」

彼は静かにうなずくと答えた。

「ずっと、そのことを心配されていましたね。大丈夫。融先生はお元気ですよ」

「羽田発福岡便はどうなりましたか」

「羽田空港に到着してから手配した航空券が封筒に入っていないことがわかって、一便遅らせて福岡へ入られました」

「航空機事故は？」

助教授はそこで意外そうな顔をした。

「よくご存知ですね。融先生が乗る予定だった307便は離陸後に海上保安庁の航空機と衝突して炎上しました。さいわい乗員・乗客は全員奇跡的に脱出したのですが、大変な事故でした。どのキー放送局でも特別番組に切り替えて報道しています」

私は全身から力が抜けていくのを感じた。やはり、松沢病だったのだ。私は重大事故を予知したのだと思った。

「私はどういう状況で保護室へつれてこられたのでしょうか」

助教授は、自分の膝元に視線を落とすと、あらためてこちらを見直して話した。

「実験室のシュレッダーの横で倒れておられたんですね。実験助手の野原さんが気づいて私を呼びに来て。私が声をかけると覚醒されたのだけど、手がつけられないほどの興奮状態でした。神社や融教授のことを何か叫んでいましたが、言っていることが支離滅裂で、急性精神病と診断しました」

「それで鎮静剤を打たれて、ここへ」

「ええ。野原さんからも、ここ数日あまり眠れず思い詰めた表情だったということを聞きました。ひとまず休んでいただいたという経緯です」

私は、典型的な松沢病の症状を示したのかもしれないと悟った。左手のアザに視線を落とした。

「融教授がご無事で安心しました」

「まあ、航空券を紛失したおかげで、奇跡的に難を逃れました。いずれにせよ、もうだいぶ落ち着かれているようなので、保護室の施錠を今から解除しますから。デイルームに出られてかまいません」

「ありがとうございます」

私はマットレスの上で丁寧に頭を下げた。

風土病

今から三〇年以上も前、東北地方にある村で、世にもめずらしい風土病が発生した。この風土病の調査研究のために、厚生労働省に医療研究班が発足し、私が所属していた精神科の医局の教授も班員に選ばれた。

研究班の主な目的は、風土病発生地域の疫学調査だったが、生物学的な調査にも予算が計上された。このため、遺伝子や死後脳研究で有名な融教授が生物学的調査を担当することになった。医局では、現地調査をさせるための若手医局員の募集が始っていた。

病棟から医局へ戻ると、助手から融教授が探してましたよと声をかけられた。そう聞いて思わず全身がこわばったのは、臨床講座の教授は恐ろしいほど多忙であり、まさか世間話のために教授室へ呼ばれるはずなどなかったからだ。教授室では必ず重大なミッションが言い渡される。しかもそれらは困難を伴う内容ばかりなのだ。

融教授は大学病院の精神科で一〇年ほど臨床活動をした後、国立研究所で一〇年近く基礎研究に打ち込み世界的な業績をあげた経歴を持つ。

最近、臨床講座の教授として、大学病院へ戻ってきたところだ。基礎研究で鍛え上げた道なき荒野を切り拓く強い意志は、臨床分野に復帰してからもいかんなく発揮した。医局員たちから、ひそかに隊長へラクレスと呼ばれている。だから、教室員は教授室から連絡があると、どんな先遣隊任務がご下命されるのかとつい身構えてしまうのだった。

私は医局の長椅子にしばらく腰かけたまま怖気づいていた。私には気の進まないことを先送りにするくせがある。夏休みの宿題も八月末になってようやく手をつけていた。そんな私を見て、助手が苦笑いしながら言った。

「早くすませちゃいましょうよ。隊長へラクレスがお待ちですよ」

私は重い腰を上げた。やれやれ…とつぶやきながら、医局から廊下へ出る。

医局のあったフロアは物であふれていた。実験室のフリーザーが廊下にまで押し出され、そのわきでは縁日の夜店のように所せましと積み重ねられた実験機器から、高圧電源やモーターの振動音が響いていた。

古びた階段を昇り、医局より2フロア上の階に達すると、いろいろな科の教授室の扉が重々しく並んだ廊下に突き当たる。医局のフロアとは違って、教授室の周囲は研ぎ澄まされた無音の空間が広がり、古い書籍が放つカビの香りがかすかに漂っていた。

当時の国立大学の附属病院は、どこの廊下も薄暗く冷えた空気が満ちていた。その暗い廊下をまるでトンネルを抜けるようにして出ると、荘重な雰囲気をした教授室の前にたどり着く。ドアのすりガラスから漏れる灯りで、そこだけ廊下が照らし出されて明るい。

私は覚悟を決めてドアを開けた。教授室の前にある秘書室には小柄な秘書の女性が座っていた。おそらく二〇代後半だろう。丸の内で見かけるようなビジネススーツの上に白衣を着ている。教授を訪ねて来る数多くの来客対応をしているせいだろうか。年齢よりずっと落ち着き払って見えた。教授から呼ばれて来たことを彼女に告げると、機敏に立ち上がり、どうぞと私を招き入れた。

大きく深呼吸をしてから、中へ入った。教授室の左右の壁には書架が天井にまで達し、中身の半分近くは洋書籍で埋め尽くされていた。対峙する者を圧倒せんばかりの知のぼう大なたい積に囲まれている。

正面の両袖がついたマホガニー製の机から白衣姿の教授が立ちあがるのが見えた。手前のソファーに向けて、右手を私へ差し出した。融教授は五〇歳代半ばだった。彼と話すときいつも見上げていた印象を持ったが、実際は私より背は高くなかったはずだ。荘厳な『知の城』の主にふさわしい、巨大なイメージに錯覚したのかもしれない。恐ろしく多忙なはずだが、ふるまいに悠然としたところがあった。七三に分け目の入った髪の下で、眼鏡越しの視線にはすでに決められた強い意志のようなものが感じられた。

「君にやってもらいたいことがあるのだが」

教授は物静かだが、少し特徴的な声で話された。

「なんでしょうか」

ややひるみながら私は返した。

「君は大学での二年の研修を終えてから、三年ほど基礎研究をしに内地留学してからここに戻ってきたところだったね。そこで、実験経験がある君に頼みたいのだが」

案の定、国の研究班の調査のために現地入りしてほしいというミッションだった。

融教授は、現地の大学の齋藤教授から受け取った手紙をテーブルへ置いた。私はそれを手に取ると、教授の顔を確認するように見上げてから再び手紙に視線を落とした。

大学名の入ったタテ罫の便箋二枚にわたり、以下のように記されていた。

松沢病流行の兆候

松沢病は、複数の村人が同時期に急性の精神症状を示し、短期間で終息する風土病と考えられています。松沢湖北部の村落では、江戸時代から松沢病に罹患した村人の記録が県内郷土史に残されており、本学前身の県立病院が一九四七年に設置されて以降、三回の流行が診療録から見て取れます。

大学付属病院となってからは一九六九年八月に、憑依性精神病あるいは非定型精神病と診断された六例が発生したのを最後に、松沢湖村落の流行記録はありませんでした。当時の診療録によれば、それらはいずれも素早い体動を伴う精神病症状を示し、緊張病様症状はいずれも二週間以内に寛解し退院したとあります。

ところが、一昨年八月に四例、昨年七月に三例と流行が二年続いたため、本学でも注意を払っておりました。また、今回の流行では一部に発熱と皮膚症状を伴った症例が含まれたことから、なんらかの身体的な原因の可能性も否定できないと考えます。

郷土史からも流行は夏季に集中しており、本年も夏に同様な流行の可能性を予見し、融先生にご相談申し上げた次第です。


読み終えて顔をあげると、教授は静かに笑みを浮かべた。

「七月から君を外来班に回すから。その前に東北まで行って現地調査をしてきてもらいたいんだ」

教授が口にした外来班とは、かつての大学病院にあった医局員のグループ制度のことだ。当時は、国立大学が独法化されて採算重視で多忙になる前で、大学病院がまだ研究に十分な時間を割けた時代だった。病棟業務を中心的に担当するグループ―病棟班―と外来診療を中心業務とするグループ―外来班―があり、医局員は定期的にどちらかに振り分けられた。急変で呼び出される病棟班に比べると外来班のほうが時間的な調整がしやすい。教授は、松沢病の研究に集中できるように、私を外来班に配置転換しようというのだ。

教授はまるで、近所のお店にお使いを頼むような、ちょっとした頼みごとといった口調だ。

しかし、先方の手紙から何をどう調べたらいいのか私には皆目《かいもく》わからない。私は困惑して聞いた。

「私でお役に立てますでしょうか」

私は、入局してまだ五年しかたっていない。大学病院の医局には関連病院の同門医師を含めて数十名の先輩医師が出入りしていた。五年目の私から見たら、それら先輩はそびえたつ巨人のように見えてとても自信が持てなかった。

「できるよ。君なら」

教授はソファに背を持たせると軽く頷きながら、確信に満ちた言い方をする。たいていの医局員は、この揺るがぬ自信に満ちた声と雰囲気に押されて、先遣隊任務を引き受けてしまうのだ。私も隊長へラクレスには、してやられたようだ。

「では、今週末、行ってまいります」

私は、もう一度手紙に目を落とすと、やれやれと思いつつも、新しいことができそうだという不思議な期待感も湧き上がった。

週末予定していた実験や論文作業を前倒しで片づけることになる。忙しくなりそうだと思いながら、教授室を後にした。

予言者

金曜日の午後、東京駅から新幹線に乗ると、新幹線の終着駅だった盛岡駅からは、当時出たばかりの七〇一系車両の在来線に乗り継ぎ、現地に着いたのは東京駅を出発してから四時間後だった。

ホームに降り立つと、空気がひんやりとしていた。東京駅が蒸し暑い梅雨の真っただ中だったのが嘘のようだ。こちらはすっかり晴れていて、あたりは緑豊かな山々に囲まれ、蝉時雨《せみしぐれ》が聞こえてくる。車の騒音と、救急車のサイレンが止むことなく鳴り響いている東京の早朝とは別世界だ。

駅前からタクシーに乗ると、一五分ほどで大学病院に着いた。病院玄関の総合案内で医局へ連絡してもらうと、五分ほどで病院事務の制服らしいえんじ色のチョッキを着た若い女性が近づいて来た。

「糸川先生ですか」

いく分、伏し目がちに声をかけられた。

「はい。今日からお世話になります」

「医局秘書をしております高見澤です。教授の齊藤がお待ちしておりますので、ご案内します」

現在の大学病院は、もともと地元に古くからあった県立病院を改築し、国立大学の医学部付属病院に建て替えたものだ。そのせいか、私が所属していた東京の大学病院よりも建物が新しい。

迷路のような院内の廊下を何度か曲がると、ドアの上に精神科と書かれた表札が見えてきた。おそらく医局だろう。廊下までもが真新しくて明るい雰囲気だ。附属病院と隣の建物をつなぐ渡り廊下の窓からは低い山が見えた。東京という町は、どちらを見てもビルしか見えない。同期で入局してきた京都出身の医師が、古郷では山を見て方角を確認すると言っていた話を思い出した。

前を歩く秘書に聞いてみた。

「あの、松沢病って聞いたことあります?」

「いいえ、最近はあんまり聞かなくなりました。たしか、祖母が昔見たことあるって言ってたかもしれないです。ホヤウイムも近頃はほとんどいなくなったそうです」

「ホヤウイム?」

「松沢村では、病人や不幸が続くとホヤウイムに診てもらうんです」

「イタコみたいなものですか？」

「いいえ。死者の霊を呼ぶとかではなくて、病気や禍《わざわい》のもとを予知してもらうんです」

「それが、どうして松沢病と？」

「祖母は松沢病にかかった人はホヤウイムになるって」

沖縄や宮古島などの諸島では、ユタと呼ばれるシャーマンが人々の生活に根付いており、困りごとがあるとユタに占ってもらうという。カミダーリという急性精神病を経てユタになる。とすると松沢病は、さしずめ東北版のカミダーリということになるだろうか。


渡り廊下を抜けて角を曲がると教授室があった。そこは、例のいかにも荘厳な雰囲気をまとった教授室と違って、人の往来のあるありふれた佇まいだった。教授室へ招き入れられると、私は四方を見渡した。企業の重役室としても使えそうな白いキャビネットに専門書が大量に収められていた。白衣姿の教授はスチール製のテーブルをはさんで私を出迎えた。

「遠いところご足労いただきご苦労様です」

左手で前髪をかき上げながら筋肉質の身体をかがめると、右手を私のほうへ差し出した。私はやや気後れしながら手を伸ばすと握手に応じた。がっしりと強い力で握り返されたので、私は戸惑った。

齊藤教授は、四〇代後半で背が高い。学生時代はスキー部に所属し、運動神経抜群という噂を聞いたことがある。医学部で構成される東日本医科学生総合体育大会（東医体）に主将として参加して、スキーの大回転部門で準優勝している。私の上司である融教授は旧帝大系大学で齊藤教授の先輩にあたり、学位をとるために融教授が勤務した国立研究所に短期間国内留学をしていた。

齊藤教授は、気さくな雰囲気で語りはじめた。地元では松沢病と呼ばれる「憑き物」が江戸時代の前から語り継がれてきたこと。県立病院の記録にも急性精神病の散発的な記録があり、ここ二年間で症例の報告が相次いだことなど。片手にボールペンを持ちながら、手紙で融教授に送ってきた内容をあらためて簡潔に説明してくれた。

私は、実際の流行が始まった場合の具体的な手順を説明した。入院患者からの血液検体、脳CT画像、脳波等の収集、松沢村の井戸水や土壌の採取方法など。教授は足を組むと、自分のあごに手を置いて、私の説明をじっと聞いていた。

「やはり、生物班の方に来ていただくと心強い」

教授は、あごに触れていた手を下ろして言った。

私は、さきほどの秘書から聞いた話が気になっていた。

「松沢病はホヤウイムと関係があるのでしょうか？」

彼は、少し首をかしげながら答えた。

「確かに、松沢村には古くから拝み屋のような女性がいます。カルテ上は、松沢病患者がそうした職と関係するのか記載はなかったように思います」

教授は、あまり東北版カミダーリには肯定的ではないようだ。

「とりあえず今回は現場確認ということで参りました。こちらのカルテと、松沢村も明日拝見させていただこうと思っております」

私は教授の目を見て答えた。

「こちらはやはり東京より涼しいですね」

カミダーリを否定されて、自分の声がなんだか事務的に話題を変えた気がして、私はそう付け加えた。

「そうなんです。気温差は大きいときで東京より5度くらい違うんですよ」

教授は組んでいた足を解くと、にこやかに答えながら立ち上がった。

「今夜は地元の旨いものを食べていってください。助手の宮下先生に店を予約してもらっています」

「お気遣いいただき恐縮です」

私も、席を立ちながら答えると、教授室を出た。

教授室の前室には、スキー大会の賞状や医局員とゲレンデで映した集合写真などが飾られていた。それらをしばらく眺めていると、宮下医師が呼ばれて入ってきた。

「あれ、東京から偉い先生が来られるというから。随分お若いじゃない」

宮下医師はぼそぼそとつぶやいた。助手と聞いていたので、こちらも若い医師を想像していたが、白髪混じりの中年男性だった。

「まだ、卒後五年なんです。今日はお世話になります」

私は少し気押されながら答えた。彼は教授室のドアを開けると廊下へ出て、私の前を歩きながら低い声で語った。

「齊藤教授はビオヘミ（Biochemie：生化学）が好きだからな。お気の毒に」

当時はカルテをドイツ語で書く医局も多かった。そのためか、医師同士の会話にはドイツ語がまるで隠語のように使われた。

「なんでも脳と化け学で説明がつくと思っている。松沢病は憑依性精神病か、非定型精神病だよ。あの地域は閉鎖的でよそ者を警戒する。憑《つ》き物なんかが出やすい土地柄ですよ」

やれやれという表情をしながら、うなじ辺りを右手で撫でながらつぶやいた。

「今日は、どこへ宿をとりましたか？」

「駅前のビジネスホテルです」

「それはよかった。あの辺りには土地の料理を食わせる旨い店がある。出撃前夜にごちそうしよう」

彼は、振り向くと半笑いのような表情を浮かべた。

「出撃？」

「教授命令は特攻隊と言われてるんだ。ＤＮＡとかドーパミンとか、思いつきでやって来いと言われるが、まあ、片道分しか燃料を積まないで飛び立つようなもんで。誰も帰還しやしない」

なんだか、私は心もとなくなってきた。

「夕方六時にホテルへ迎えに行きますよ。そこでまた会いましょう」

彼は病院の正面玄関まで付き添うと、私たちはそこで別れた。

ウ　ミ　ホ　タ　ル

その日の夕方、宮下医師がホテルまでやってきて、近くの料理屋へ案内してくれた。店には研修医の男性三名がすでに待っていた。研修医のうち二人は二〇代だった。ひとりはスポーツ刈りで高校野球にでも出てきそうな健康優良児だった。もうひとりは長髪で目鼻立ちがはっきりして、アイドル歌手にでもなれそうだ。一人だけ三〇代前半くらいで、七三に髪をきっちり分けていた。社会人を経験してから医学部へ入りなおしたというからだろう。弁護士でもセールスマンでも務まりそうに見えた。

齊藤教授がいったとおり、新鮮な海の幸と山の幸が、次々とテーブルを飾った。地元でしか飲めないという日本酒も、まるで果実酒かと思うような香りと芳醇な風味があった。私も随分と飲んだが、宮下医師の飲みっぷりは漢気を感じさせる威勢があった。同時に、古典落語に登場する長屋のご隠居のような、斜に構えつつ人としての温かみを醸《かも》し出すような風情も持っていた。研修医たちの様子を見ていると、宮下医師が彼らから慕われていることがよくわかる。

「患者さんをよく見ることだ」

いく分ろれつが回らなくなってきた宮下医師は研修医たちを見まわしながら語った。

「ドイツ語の本なんか読んだって、実験室で試験管なんか振ったって、病気のことはわかりゃしない。医局で時間つぶしてる暇があったら病棟へ行くんだ」

研修医たちは一言も漏らさんとばかり真剣なまなざしで、まっすぐに宮下医師を見つめていた。

タクシーで駅前から二〇分ほど走った次の店に場所を移し、一時間ばかり私はウィスキーを、宮下医師はバーボンを飲んだ。かなり飲んだせいだろう。宮下医師はスポーツ刈りとアイドル歌手の研修医らに抱えられるようにして帰って行った。サラリーマン風の研修医が私をホテルまで送り届けるというので、私は彼とタクシーに乗った。

この土地が初めてであること、魚も山菜も旨かったことなど、運転手と会話していたときのことだ。彼がぼそりと言った。

「今夜はアトイケッポが出てるから」

「なんですか？　それ」

聞きなれない言葉に、私は自分がかなり酔っているせいで聞き取れなかったのかと思った。

「アトイケッポ、ウミホタルですよ。たぶんアイヌ語じゃないかな」

研修医が答えた。彼はアルコールが飲めないと言っていたので、この時間になってもしっかりしている。

「海岸線に沿って、ときどき深夜に海面が光ることがあるんです。僕も一度しか見たことはないですけど」

「海岸はここから近いですか？」

私は少し車の窓を開けながら運転手に聞いた。

「まあ、夜で道がすいてますから、三〇分くらいで着けますよ」

運転手はそう答えるとミラー越しに私に視線を向けた。

「ぜひ、寄ってもらえますか。酔い覚ましにウミホタルとは風情じゃないかな」

私は研修医のほうを見た。彼も黙ってうなずいた。


ホテルと方角が違うのだろう。車はUターンするようにハンドルを切ると国道へ出た。それまでより道幅が広く街燈も明るい。しばらく走っただろうか。旅の疲れに酔いも回ってうとうととしていたかもしれない。宮下医師が最後のほうは、やあよかった、と何度も口癖のように繰り返した声をぼんやり思い出していた。なにがいいのかよくわからなかったが、彼が愛される人柄だからだろう。研修医たちも、よかった、よかったと頷いていた。

しばらく走ると左手に真っ暗な視界が開けてきた。少し開けた窓から潮の香りもする。海が近いことはわかるが、月もない夜の海は真っ黒だ。六月だが夜はさすがに肌寒かったので窓を閉めた。

「あれだな」

運転手がつぶやいた方向を見ると、海がぼんやりと明るい。

「海岸に降りられませんか」

私はできる限り波打ち際まで近づきたかった。

「この少し先で防波堤が切れますから」

運転手はミラー越しに私に答えた。

しばらく走ると、国道が少し幅広になったところがあり、そこだけ防波堤が途切れて砂浜に降りるように石段がついていた。運転手から借りた懐中電灯を頼りに石段を下り、酔いで砂に足を取られながら浜を進むと、大きな淡い光りが視界に広がった。それは、まるで浅瀬に乗り上げたシロナガスクジラのようだった。巨大な命が光を放ちながら、波の力で寄せては返している。

私は波打ち際に近づくと、辺りを見回した。小さな町の横丁ほども幅がある青白い光の帯は浜辺を淡く照らし、まるでオーロラが海に降り立ったかのようだ。擦文人たちの時代から、ここに繰り返し現れていたのだろうか。見上げると新月で真っ暗な空にはおびただしい数の星が瞬き、東京ではまず見ることがない天の川が頭上を越えて広がっていた。心地よい時間の流れは、明らかに今朝東京を発ったときのものとは違う。

潮騒を聞きながら妖しげな光のうねりを前にしていると、午前中に聞いた車の騒音やサイレンさえもがはたして現実だったのか怪しく思えてきた。

私は鞄に入れてあったファルコンチューブを取り出した。プラスチック製で壊れにくく、実験では遠心機にかけて使用できるほどの強度がある。キャップで密閉できるので検体採取にうってつけで、東京から二〇本ほど持参してきたのだ。波打ち際まで進むとかがんこんで、青白く光る海水をすくい取ってキャップで蓋をした。水は思ったより温かかった。まるで、竜宮城から届けられた宝石のようだ。

波打ち際まで進むとかがんこんで、青白く光る海水をすくい取ってキャップで蓋をした。水は思ったより温かかった。まるで、竜宮城から届けられた宝石のようだ。

「何をしてるんですか？」

研修医が不思議そうな顔で聞いてきた。

「科学者の性でね。サンプル収集さ」

私は笑いながら、チューブをハンカチで拭うと日付と場所、時刻をマジックで表面に書いてから、小さな保冷剤の入ったジプロックに封をして鞄にしまい込んだ。

その時、酔いに足を取られたのか波打ち際にしりもちをついてしまった。水でズボンが濡れないように急いで浅瀬に手をついた時、手ではじいた海水が口に入ってしまった。海水は調査目的で採取したサンプルでもある。松沢病と関連する有害性があるかもしれない。私はあわてて鞄からペットボトルを取り出すと、ミネラルウォーターで何度も口をゆすいだ。研修医が心配して私の鞄を持ちながら聞いた。

「大丈夫ですか?」

「科学者失格だな。サンプルあびちゃうなんて」

私は苦笑いをした。


しばらくの間、西風が頬を切る音と打ち寄せる波の間断だけに耳を澄ませていた。潮の香を深く吸い込んで、ふと隣の研修医を見ると、彼の頬に光の波が映っていた。そろそろ帰ろうかと思ったそのとき、彼があっと小さく声をあげた。

彼の視線の先をたどると、浜辺から防砂林に向かって、こぶし大の光がゆらゆらとまるで西風に乗るようにして移動していくのが見えた。ちょうど人間の背丈ほどの高さを、ウミホタルと同じ色の光がふらふらと防波堤を越えて山のほうへと消えていった。

「ヒトダマでしょうか」

研修医が不思議そうな顔で私に聞いた。

「いやあ。わからないな」

子どものころ、父から第二次大戦中に疎開した茨城で見たヒトダマの話を聞いたことがある。父は兄弟と疎開先の子どもたちと、夏の夕暮れに目撃したという。それは水田をはさんだ農道をふらふらと村から村へ動いていったそうだ。親戚の女性から、あれは死んだ人の魂だと言われ、怯えた父たちは走って疎開していた農家へ帰ったという。翌日、分家で前の晩に、本当に死者が出ていたことを父は聞いた。

「明日は、カルテ調査と松沢村にも行くから朝が早い。ホテルへ戻ろう」

私はすっかり酔いが覚め、多少怖気づいているのを彼に悟られないためか声が大きくなっていた。

霧

翌朝、いくぶん二日酔い気味ではあったものの、ビジネスホテルの食堂へ朝食をとりに向かった。朝のメニューはすべて定食で、和洋を選べるタイプである。食堂の入り口で和食を頼み、レジ横にあった朝刊を取って窓際の席に座った。昨日は晴れてうるさいほどの蝉時雨が響いていたが、窓の外は曇り空で静まり返っている。

しばらくすると、三角巾を頭に巻いた六〇過ぎの女性が、うるし塗り風のプラスチック製のトレイに朝食を乗せて運んできた。少しだけ腰が曲がり気味で、足が悪いのか上体を左右に振りながらこちらに向って歩いてくる。丁寧にトレイを置いた。焼き魚とみそ汁に納豆と味のり。広げていた朝刊を畳んでトレイを引き寄せると、ふと三角巾の女性と目があった。

「東京から来られたんかね？」

軽い外斜視がある。そのせいか、彼女の表情には私を遠目に眺めているような冷然とした雰囲気が漂う。よく見ると三角巾から出た前髪は黒々と豊かで、実際はもっと若く五〇代かもしれない。

「仕事で今日初めてここに来ました。あなたは地元の方ですか」

「四〇年前に結婚して、県内の村からこちらへ来たんだけれど。東京よりまだ寒いから、風邪ひきなさんな」

日焼けした顔がかすかに笑みのような表情を作った。立ち去ろうと私に背を向けたが、ふと振り返った。

「探し物があるんで？」

私は何を言われているのかわからずとまどった。

「探し物？」

彼女は独特の不思議なまなざしを私に向けると、ちょっと首をかしげた。

「水の近くだな」

彼女は二度うなずくとそのまま背を向けて、立ち去って行った。左右に揺れる後ろ姿を見送りながら私はとまどっていた。水の近く。いったい何のことだろう。夕べの海のことがちらりと頭をかすめたが、やはりわからない。やれやれという顔で、私は朝食に箸《はし》をつけた。

朝食を半分以上平らげたときのことだった。食堂のテレビで地元放送が流れていたが、それが松沢村からの中継だったことに気がついた。昨夜未明に発生した交通事故の現場中継だった。画面いっぱいに霧が立ち込めている。非常線が張られブルーシートがかかった日産製のライトバンを背景に、レインコート姿の若い女性アナウンサーが、現場からレポートをしていた。

「昨夜からこの地域一帯に濃霧注意報が出ていました。現場は県道と農道が出会う三差路で、ライトバンはカーブを曲がり切れず農道のガードレールに衝突して車の前方が大破しています。県警によりますと、霧で視界不良な中、ライトバンがスピードを出しすぎていたことが原因と見て、運転手の怪我の回復を待って取り調べを行う模様です。この地域は「マツネムセ」と呼ばれる霧が発生しやすく、昨夜未明から今朝にかけて、濃い霧のため視界不良だったと思われます」

私は、東京で松沢村のことを調べていたとき、蝦夷地《えぞち》や擦文文化が織りなす独特の風土をこの村に感じ始めていた。昨晩のアトイケッポとアナウンサーのマツネムセというアイヌ由来の単語が、私のなかで何かが音を立ててつながった。

私はお茶を一気に飲み干すとすぐに席を立った。急いで部屋へ戻り荷物をまとめた。夕べ、今日の午前中は、宮下医師に過去の流行時のカルテを見せてもらう約束をしていたが、それは午後に変更してもらおうと思った。直感的にマツネムセを逃してはならないと思ったからだ。

チェックアウトを済ませフロントで松沢村までのルートを聞くと、在来線で七つ目の駅からバスで松沢村へ行けると言う。八時五分が次の列車だと教えてくれた。まもなく八時だったが、フロントから駅まで走るとなんとか電車に乗り込めた。

車内は空いていて、制服姿の高校生が数名しか乗っていなかった。ボックス席に進行方向を向いて座ると窓から外をぼんやりと眺めた。駅を出発してしばらくはビルや民家が立ち並び、反対側の窓にはときどき海が見えた。それらは、見慣れた太平洋の海より藍色がいくぶん深い。

しばらくするとビルが減り、代わりに広大な水田地帯が続くようになる。青々とした稲が風になびき視界いっぱいに流れた。窓を少しだけ下ろして開けると、冷たい朝の空気が流れ込んできた。水面の雲は電車の速度と並行して、稲の切れ目を早送りの映像のように移動して見えた。遠くに大平山の広いすそ野が見える。細切れの時間を綱渡りしていたような東京の時間とは、時の流れが違う。途切れることなく、心地よく広がりを持った時間だ。

四〇分ほど走ると水田が減り、風景に山が増えてきた。曇り空をバックにした山の一部には、雲がかかって山頂が見えない部分もある。しばらくすると目的の駅に着いた。構内にあった赤電話から大学病院に電話をすると交換台が出たので、精神科の宮下先生をお願いしますと伝えた。少し間をおいて、宮下医師が電話に出た。

「先生どこ？　遅いじゃない」

「すみません。松沢村に向かってるんです。ニュースでマツネムセが出てることを知ったものですから」私は早口に事情を告げた。

「なんで、霧が出るとそっちを急いじゃうの？」

「研究者の性です。夕べ研修医と一緒にアトイケッポというウミホタルを見たのです。そうしたら、ヒトダマが東に向かって飛んでいて」

「なんだかわからないけど、じゃあ午後、医局に着いたら私を呼んでくださいな」笑いながら宮下医師は電話を切った。

松沢村

駅前から一時間に一本のバスが出ていた。角がない丸みのあるボンネット車体で、そのころの東京では見られなくなっていたディーゼルバスだった。旧式ピストンのエンジン音を響かせ停車していたバスに駆け乗った。車内を見回したが、乗客は私ひとりだった。いつもバスに乗るとそうするように、私は最後尾の少し高くなった席に座った。左右の窓と運転席を一望できて、船尾で櫓をこぐ渡し舟の船頭になったような気分が子どものころから好きだったからだ。

二〇分ほど走ると上り坂が始まった。左右の窓一杯に広がっていた畑が減り、山岳地形に入ると霧が出始めた。

私は松沢村駐在前という停留所でバスを降りた。バスが霧の中に消えてエンジン音も遠ざかると、霧がすべての音を吸収してしまうのだろうか。無音の天空にひとり取り残された気分だ。目の前はネギ畑だが、その先は霧で何も見えない。ホテルを出たときより、気温が二、三度は低いだろう。六月とは思えない寒さだ。スプリングコートを着てきてよかった。霧で地形がよく見えないが、とりあえず朝日の方角を頼りに東へ向かって坂を登り始めた。

バス道までは舗装されていたが、一方この坂道は土と石が露出したままだ。近くでヤマドリの鳴き声がするが、霧で姿は見えない。鳴き声の方向に目を凝らしてみたものの、数メートル先の原生林から先は真っ白い霧の中だ。

小石や土を踏む自分の靴音と呼吸音だけが単調に、しかもやけに大きく響く。歩みを止めてみると、森のざわめきとでも言ったらよいのだろうか。無数の木々の命がこだまするような、山の微細な息遣いを感じる。

十数回ほど坂道を折り返すと、水の流れる音がかすかに聞こえた気がした。それは、坂を登るにつれてはっきりと水を叩く音となった。

山道の勾配が緩んでくると、突如として四畳半ほどの平坦な台地へ出た。なぜだかそこだけは霧が晴れている。見上げると雲の切れ間から空が見え、正面には人の背丈ほどの滝が水しぶきをあげていた。

滝に近づくと小さな滝つぼの澄みきった水面越しに、水底の小石が輝いていた。滝つぼ周辺の岩肌には、むした苔が滝のしぶきで濡れ、朝日を反射して煌めいていた。私は、あたりをぐるりと見回してみた。見上げると空だけが晴れている。水平周囲は四方、地を這うような霧の灰白色に原生林の濃淡が見えるだけだ。

二日酔いもすっかり醒めた。久しぶりに東京を離れて、清涼な山の香りを鼻腔いっぱいに吸い込んだ。遠足に来た子どものように、スキップでもしたい気分だ。

私は滝つぼへ歩み寄ってその場でしゃがみ込むと、鞄からファルコンチューブを取り出して水を掬い取った。しゃがんだままキャップを閉めて、マジックペンを取り出したときのことだ。滝の背後からじっと私を見つめる視線と目が合った。私はしゃがんだまま、思わず後ずさりした。まっすぐにこちらを見ていたのは、真っ白な蛇だった。とぐろを巻いていたので正確な大きさはわからないが、一メートル以上はあったと思う。鎌首を少しだけもたげて彫像のように動かず、静かに私を見ている。

日本各地で白い蛇は水神としてあがめられてきた歴史がある。私は科学者であり唯物論者だ。しかし、自分でも意外なことに、白い蛇の姿に「滝の守護神」という言葉が自然と頭の中に浮かんでいた。そんなことをイメージした自分自身にもショックを受けていた。

あわててマジックペンとファルコンチューブを鞄に戻すと、しゃがんだ姿勢のまま手を合わせ、目を閉じて祈った。大切なお水を少しだけお分けください。邪心からではなく、科学と医学の研究のために使わせてくださいと。

手を合わせていたのは、ほんのわずかな時間だったと思う。落水の音と山のさざめきが遠のいて、まったく無音の空間に浮かんでいるような、これまで経験したことのない時空のなかにいた。

居心地の悪さが多少薄らいだ気がした。閉じた瞼に木漏れ日を感じたので目を開けると、いつの間にか霧がひいて辺り一帯が見渡せる。そこは村の東側に位置した稜線から下半分ほど登ったところにある、見晴らし台のような場所だった。人手が入った痕跡のない、ごつごつした岩肌と地面が何千年もそのまま残されたような台地だった。

滝が落ちている岩場の右側に、霧が晴れてくると村全体が眼下に現れた。遠くに見える松沢湖に、雲間から金色の光の筋が数条降りている。夕べアトイケッポを見たときのように、擦文の時代から変わらずそこにあったような光の筋。

合わせていた手をはなして滝に目を向けると、そこはただ岩宿のような空間だけがあった。私は鞄に手を入れると、ファルコンチューブをギュッと握りしめた。さっき見たばかりの白蛇の姿が、本当だったことを確かめるかのように。

過去のカルテ

午前中いっぱいかけて松沢湖を一周めぐり、松沢湖の湖水、神社の手水鉢、用水路、ため池、松沢湖にそそぐ室川など、一〇か所から水を採取した。再びディーゼルバスに乗って松沢村を出ると電車を乗り継ぎ、大学病院へ到着したのはすでに午後三時を回っていた。医局を訪ね秘書に宮下医師を呼んでもらった。一〇分ほどして、彼が医局のドアを開けて入ってきた。一仕事終えてきたところだろう。診療モードから気持ちを切り替えるように伸びをしながら、大きく一息ついた。

「で、何か収穫はありましたか」苦笑しながら、宮下医師は言った。

「松沢湖を一周して松沢村のすべての方角から水を採取してきました」

「水ですか。松沢病が飲み水で起きるとは信じがたいけどな」

「いや、水そのものが目的ではなくて、周辺の気体や土壌も含め化学物質の溶解液として水を持ち帰るつもりなんです」

「まあ、お好きにされたらいいでしょう」やれやれと言った顔で宮下医師は言った。「さて、病歴室にご案内しましょう。県立病院時代からのも含めて二〇例のカルテを出しておきました」

医局を出るとエレベーターに向かって私の前を歩く宮下医師に話しかけた。

「松沢村の東の丘陵に滝がありますね」

「鹿滝ね。あそこらへんは鹿が出るんですよ」

「ところが白い蛇がいたんですよ」

私は本当に見たのか自信がなかったので迷いながら言った。

彼は驚いたように振り返った。

「本当に？　先生、あの滝の先へ行かれました？」

「いいえ。急に霧が晴れて松沢湖の全景が見えたのですぐに下りました」

「もう少し登ると、保谷宇《ほやう》神社があるんだ。ホヤウってアイヌ語で蛇の意味でね」彼の表情が少し真顔になった。

「あの山一帯が霊山になっていて守護神は蛇なんですよ。松沢村では家の守り神として蛇の図柄が記された御札を飾るところもあると聞いたことがあるな。郷土史なんかに千年以上生きた白蛇が出てくるけど、先生ほんと今に見たの？」

「いや、滝越しだったし、自信ないんですけど」

「松沢村でもめったに見た人はいないそうだから、たいそうなご利益があるんじゃないかな」ちゃかすように言うと、彼は明るく笑った。


病歴室は病院の地下一階にあった。カルテは法令で五年の保存義務が定められている。当時は電子カルテなどまだない時代だから、どこの病院でも膨大な紙カルテが病歴室に保管されていた。特に精神科では病歴の長い人が多い。精神科病院の病歴室には二〇年以上前のカルテが普通に保管されていた。

窓のない地下一階の病歴室は、電動のカルテ棚が左右一〇メートルに渡って並んでいる。病院の活気から隔絶されたここで、カルテの束はひっそりと収められていた。まるで地中深く掘られ、忘れ去られた戦前の防空壕跡のように。冷え切った紙の香りは、図書館の匂いとも違う。たとえ二度と開かれないかもしれないカルテも含まれていようがお構いなしに、患者の生きた時間をここで忠実に守り続けている。

カルテ棚の手前に、折りたたみのスチール製の脚を立てた細長いテーブルがそっけなく置かれていた。二〇冊のカルテはその上に、一〇冊ずつ二束にして積まれている。

えんじ色の事務の制服を着た三〇代くらいの女性が奥から出てくると「あ、今朝ほどの」と宮下医師に向かって言った。

「東京から調査に来られた糸川先生です。少し遅くなっちゃったんだけど、お願いします」

宮下医師が言い終わると、「よろしくお願いします」と私は頭を下げた。

「五時までですので、それまでにご覧になれますか。貸し出し申請にご記入いただければ、医局へ持ち出しもできますが」と彼女は私に言うと、宮下医師のほうを見た。

「どうします。先生、今日お帰りでしょう。貸し出してもいいけど、ここで必要なところコピーさせてもらっちゃってもいいですし」

「そうですね。現病歴と退院サマリーと検査結果だけコピーさせていただいて、中身は五時までここで拝見させていただけると助かります」

「じゃあ、精神科のコピーカード置いてきますから、使ってください」

「ありがとうございます」私は礼を言いながら一番上のカルテを手に取ってから気が付いた。病歴の長い精神科では珍しく、二〇冊とも薄いのだ。宮下医師が言った。

「そうなんだ。松沢病は一～二週間で寛解して、しかも再発しないんだ」彼はカルテ棚を指さした。

「あっちの赤いラベルの付いたカルテは外来カルテなんです。だけど、松沢病はここにあるブルーのラベルのついた入院カルテのみです」

彼はその場を立ち去ろうとして最後に言った。

「医局にいるので、見終わったら呼んでください」

病歴室から立ち去る彼の後ろ姿を見送ると、私は手にしていたカルテを開き、患者の診察記録に目を走らせた。

関原やす子　二二歳　女性
主訴：大平山を拝まなければと落ち着かない。

既往歴：一五歳で虫垂切除術
家族歴：三親等内に精神科受診歴のある者なし
成育歴：一九六五年、市役所職員の父と専業主婦の母のもと三人同胞の第一子として出生。発達に特段の遅れはなし。小中学校で不登校などなし。成績は中程度。県立高校卒業後、地元の農協で事務職として勤務。外交的性格で、小中高と友人は多かった。現在、両親と弟、妹と同居している。これまで精神科の受診歴はない。
現病歴：一九九一年七月一〇日、仕事から帰宅すると居間で正座したままぼう然としていた。母親が異変を感じ声をかけたが返事はなかった。母親が心配して何か職場であったのか問うと「大平山を拝まないといけない」と思い詰めた表情で答え、押し入れを開けたり、台所と居間を行き来したりして落ち着かなかった。しばらくして母親が茶の間を覗くとふたたびぼう然とした表情で正座している。母親が仕事で何かあったのかと同じ質問をくり返すと、無言のまま立ち上がり、部屋の中を歩き回る。夜遅くに仕事から帰ってきた父親も娘の様子をただごとではないと感じ、そのまま父親の運転する車に乗せられ両親と三人で当院夜間外来を受診した。
入院時所見：氏名、生年月日、ここが病院であることがわかるか訊ねると、無言のまま苦悶様の表情を呈する。振り向いたり天を仰ぐなど、疎通性が著しく低下。突然、起立して診察室から出ていこうとして両親から静止される。母親から、成育歴や本人の帰宅後の様子を聴取している間も、たびたび立ち上がっては両親に静止され落ち着かない。恍惚とした顔で「カミサマ」と言うと天を仰いだ姿勢のまま体動が停止するカタレプシーを認める。

体温：三六・八℃、血圧一四〇／七八、脈拍八〇

入院時診断：急性精神病の疑い。緊張病性昏迷状態

カルテから目を上げると、私はある急性精神病患者のことを思い返していた。地方病院に勤務していたとき、事務室からかかってきた外線電話に出ると、娘の異変に戸惑った母親からの相談だった。あのときは、緊急入院のうえ治療開始した。いま読んだカルテの病像は、あのとき診察した患者さんと不思議なほど重なる。

次のカルテに手を伸ばすと、最近の症例から古いものまで五人ほど抜き出して入院時所見に目を走らせた。みな似たような病像だ。前日まで普通に生活していたのに、ある日突然声をかけても心うつろになり、苦しそうな表情で落ち着きなく動き回る。ときどき、行動が止まったまま姿勢が固まるカタレプシーが見られる。

比較的少量の抗精神病薬の投与で入院後、一週間以内に急性精神病状態は消退し、ほとんどの患者さんが二週後に退院している。昨年の一例には体幹から上腕部にかけて紅斑性発疹

を認めたが、他の症例には皮膚症状の記載は見られなかった。

五時まであまり時間がない。カルテを読むのはこの五冊にして、二〇冊の必要な部分を急いでコピーした。コピーしながら気がついたが、確かに現住所が松沢村の人たちばかりだ。同じ苗字の人が四名いたので遺伝性を疑ったが、親族関係を示す記述は見当たらなかった。家族歴に精神科受診歴があるものは一名いたものの、その一名も統合失調症で通院中とある。統合失調症は慢性で長期経過を示すので、急性で短期に回復する松沢病とは病像が違うため松沢病がこの家族に遺伝的に広がっているとは考えにくい。

同姓の四名が互いに三親等以内の関係であれば遺伝性を疑うが、カルテの家族歴に松沢病の親族名が残っていないことから近い親戚同士ではないらしい。

宮下医師が言ったように古い閉鎖的な土地なので、丹念に家系情報をたどっていけば遠い共通の親族にたどり着くかもしれない。しかし、仮に遠い親族の病歴があったとしても、その程度では松沢病に積極的な遺伝要因を疑わせるほどの証拠にはならない。

カルテを見ながら、ふと何かが私のなかでつながり始めた。水温が零度を境に氷結し始める瞬間のような、見えない臨界点を越えた手ごたえ。これは、ただの精神病ではない。そういう声が自分のなかで結晶しはじめたのだ。エピファニーというのだろうか。数学者ポアンカレが乗合馬車のステップに足をかけた瞬間に、何年も解けなかったフックス関数の解き方をひらめいたように。

「すみません」と声がしたので振り返ると、先ほどのえんじ色の制服を着た女性だった。いかにも申し訳ないといった表情で言った。

「そろそろ五時ですので、病歴室も施錠させていただきたいのですが」

「すみません。つい夢中になっていて」

開いていたカルテを閉じると、宮下医師を呼んでいただけないかとお願いした。彼女が奥の事務室へ去ると、内線電話で宮下医師を呼び出している声が聞こえた。

カルテのコピーを鞄にしまいながら、ジグソーパズルの足りないピースを探すように、散らばった記憶をたぐり寄せていた。コロボックルと似た妖怪伝ウラボッコ、昨夜海岸で目にしたアトイケッポ、マツネムセという濃い霧、保谷宇神社の霊山で見た白蛇。

鞄の底にしまってあった、ファルコンチューブを、私は何かを確かめるようにしっかりと握りしめた。

実験室

東京へ戻ると、否応なしに都会の空間に押し込められた。いつものように満員電車でもみくちゃにされ、大学病院にようやくたどり着くなり慌ただしく白衣に袖を通す。

関東は相変わらず蒸し暑い梅雨のさなかで、ビルの谷間から覗く都会の空は鉛色のままだ。原生林のかなたで、雲間から松沢湖にそそぐ金色の光の筋。思い出して思わずため息が出た。

私はまだ外来班に配置される前で病棟班にいた。朝八時半からの申し送りに参加するため、出勤すると医局で白衣に着替えてから病棟へ向かう。

夜勤の看護師から日勤の担当者へと、前夜からの患者さんの情報が伝えられる。ナースステーションのテーブルに日勤の看護師たちが座る。そんな彼らを取り囲むようにして、病棟班の医師と研修医たちがそれぞれ座った。

片隅に座っていた私は、なぜか頭の中に環状列石《かんじょうれっせき》を思い浮かべていた。環状列石は、半径五〇メートルにも及んでさまざまな石が同心円状に並ぶ遺跡だ。中央では祭祀が行われたらしい。まさに、朝の神聖な儀式としてはうってつけの空想だ。

夜勤看護師の報告が終了すると、日勤看護師が、その日の担当患者の看護計画を簡単に述べる。昨夜の状況を聞いて、日勤の看護師は、医師に必要な処方や診察を依頼する。医師たちは、彼女らを椅子から見上げるようにして、すばやくメモをとる。

大学病院では、研修医は経験豊富な上級医とコンビを組んで診療をする。上級医はドイツ語で「上に」を意味するオーベン（oben）と呼ばれ、研修医は「次」を意味するネーベン

（neben）と呼ばれた。私がいた医局は大所帯だったので、二年目の研修医が一年目と上級医の間に入って三人体制で診療することもあった。ちなみに、二年目の医師は一年生と上級医の間だから中ベンと呼ばれた。

　朝の申し送りは、流れるように淡々と行われる。寝不足と通勤ラッシュの直後で、なかなか診療モードで回転を始めない頭が、エンジンの暖機運転みたいに徐々に温められていく。

　しかし、ときどき、予告なしにエンジンが停止する。それは、夜勤看護師から患者の不調がいつまでも改善しないと報告されるときだ。

　治療方針をめぐって、日勤看護師たちから研修医が問いただされる。空気が凍り付く。みんなの視線が担当研修医に集中する。こんなときは緊迫した空気を感じ取り、さすがに私も環状列石の空想から現実に戻った。

　ほかの研修医たちからも注目される中で、担当研修医が答えに窮して沈黙していると、上級医から治療薬の変更や診立てのやり直しなどの助け舟が出される。医者の卵たちは、こうして実地の臨床を学んでいく。初心者マークの研修医にとって、ベテラン看護師が頼もしく見えるのはこういう場面だ。

　申し送りの最後に、看護長から一日の病棟予定が述べられる。そして彼女が少し語気を強めて「今日もよろしくお願いします」と締めくくると、皆椅子から一斉に立ち上がり、ナーステーションから蜘蛛の子のように散らばっていく。

申し送りに自分の受け持ち患者さんが含まれているときは、私もすぐにその患者さんの病室へ向かう。


翌日の夕方、病棟業務が終わるとさっそく実験室に向かった。

松沢村で集めた水を冷蔵庫から出すと、エッペンドルフチューブ（実験に使う蓋つきの一・五センチほどのプラスチック菅）にサンプルとして小分けをした。

これらのサンプルは、水分中に含まれている成分が変性しないように、マイナス八〇℃の冷凍庫で保管される。

計測するときにはサンプルを解凍しなければならないが、一回の測定にはごくわずかな量しか使用しない。一〇CCのまま全体を何度も凍結・解凍を繰り返すと、水中に含まれる分子が壊れてしまうので、一回の計測に使う少量分ずつを小分けにしておくわけだ。

エッペンドルフチューブの蓋に場所と日付と時刻をＡ１α、Ｂ３βのように記号化したラベルを貼る。内側がハチの巣状に細かく仕切られた小箱にエッペンを一本ずつ立てて詰め、小箱の蓋に「松沢村一九九三年六月二六‐二七」とラベルを貼って箱を閉じる。そして、箱ごとマイナス八〇℃の冷凍庫にしまった。

直径が一三ミリしかないエッペンの小さな蓋に貼った記号が、いつどこで採取したかわかるように記号と日時の対応表を作っておく。一〇か所から集めた水と、ウミホタルを見たときに採取した海水を小分けにすると、一一〇本分のサンプルになった。

科学実験とはこうした単純作業の積み重ねによって支えられる。どんな大発見であろうとも、こうした職人のように地道な手作業を避けては通れない。

七月に入り、私は融教授の指令どおりに外来班へ異動になった。外来班になると週二日は再診日、一日は新患当番になる。

大学病院の給与は安いので、病棟班も外来班も一日は民間病院の外勤日が許されていた。つまり、週六日拘束される病棟班に比べて、外来班は新患当番一日、再診二日、外勤一日の合計四日しか拘束されないから研究時間が取りやすいのだ。

しかも、再診のときは朝九時から午後四時まで診療が続くが、新患当番のときは午前中だけで診療が済むことが多いので、この日の午後も研究できた。

さらに外来班には週一日の研究日という診療デューティーの免除があり、この日は病院を離れて研究時間に割くことも可能になる。外来班になると実験を集中させる医局員が多かったのは、新患当番日の午後と研究日で合計一日半の研究時間がとれるからだ。

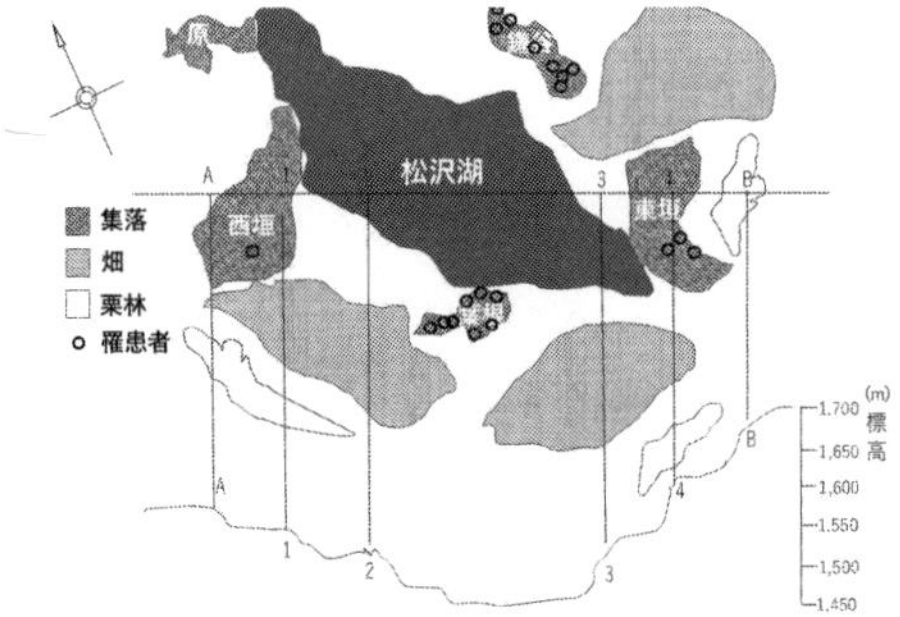

図一　松沢湖周辺の地形と松沢病罹患者の分布

表一　松沢病の集落別発生推移

発症年	原	西垣	葉根	東垣	鎌谷	合計
1949		1	1			2
1950			2	1		3
1957				1	1	2
1969			5	1		6
1991					4	4
1992					3	3
合計		1	8	3	8	

私も外来班になると、この研究時間を使って、病歴室でコピーをとった松沢村のカルテを検討し始めた。患者の年齢、性別、家族歴、既往歴、入院後の経過や投薬内容、血液検査データなど、さまざまな情報を表にまとめ、グラフ化した。

私たちは研究に限らず、病状経過や投薬量など、臨床で得られる情報もグラフ化することを重視した。それは、グラフにできた時点で現象の本質が見えてくることがあるからだ。

そうして持ち帰ってきたデータをまとめてみると、罹患者の平均年齢は二三±四・六歳と青年期に好発することがわかる。男女比は男性四例、女性一六例と、女性に男性の四倍の罹患が見られる。つまり、松沢病は若い女性が罹患しやすいと言えそうだ。

松沢湖周辺には、原、西垣、葉根、東垣、鎌谷の五つの集落がある。カルテから罹患者の住所をプロットすると、葉根と鎌谷に八〇％（二〇例中一六例）の患者が集中していることがわかる（**図一、表一**）。

地域集属性（特定の地域に患者発生が集中すること）は遺伝要因と環境要因の両面が疑われる。

たとえば、手足が本人の意図にかかわらず動いてしまう神経難病にハンチントン舞踏病があるが、あるとき、ベネズエラのマラカイボ地区で多数の患者が集中して発見された。つまりマラカイボ地区に地域集属性が認められたことになる。

米国の研究者たちがマラカイボ地区の風土に、ハンチントン病を引き起こす病原因子が含まれているのかもしれないと疑い、一九八〇年代に調査に入った。そして、この地域の水質や土壌に発症を裏付ける証拠は発見されなかったが、その代わりにマラカイボ一帯の罹患者たちがひとつの大家系であることが判明した。

風土を疑った地域集属性から、遺伝子を疑う家族集積性へとストーリーが急展開したのだ。米国の研究チームは一〇年かけて遺伝子解析を重ね、この大家系からハンチントン舞踏病の原因遺伝子を突き止めた[4]。

松沢病の場合、集落内の多発はあっても家系的な多発ではないため、遺伝的な要因は否定的と考えられた。

松沢病の発症状況を時系列にまとめると、一九四九年の西垣と葉根、一九五〇年の葉根と東垣、一九五七年の東垣と鎌谷といったように、隣り合った集落で集団発生が見られることがわかる（表一）。反対に、松沢湖をまたいだ集落間では流行が起きていない。松沢病は松沢湖をはさまない同じ岸辺の隣接する集落で起きたのだ。

　松沢村は松沢湖を底辺とするスリ鉢状の地形で、標高図を見ると罹患者の八割が集中する葉根と鎌谷が他の集落より低地である（図一）。さらに、中央気象台が毎年発行する午前九時の気象図をこのデータと照らし合わせた。すると、松沢湖を反時計回りに見て集落をヨコ軸に、流行の二週間前の松沢村周辺の風向をタテ軸にとると相関関係が示された（図二）。松沢村に吹き込む西風の風下が、二週間後の流行集落になっている。いったい、これらは何を意味しているのだろう。

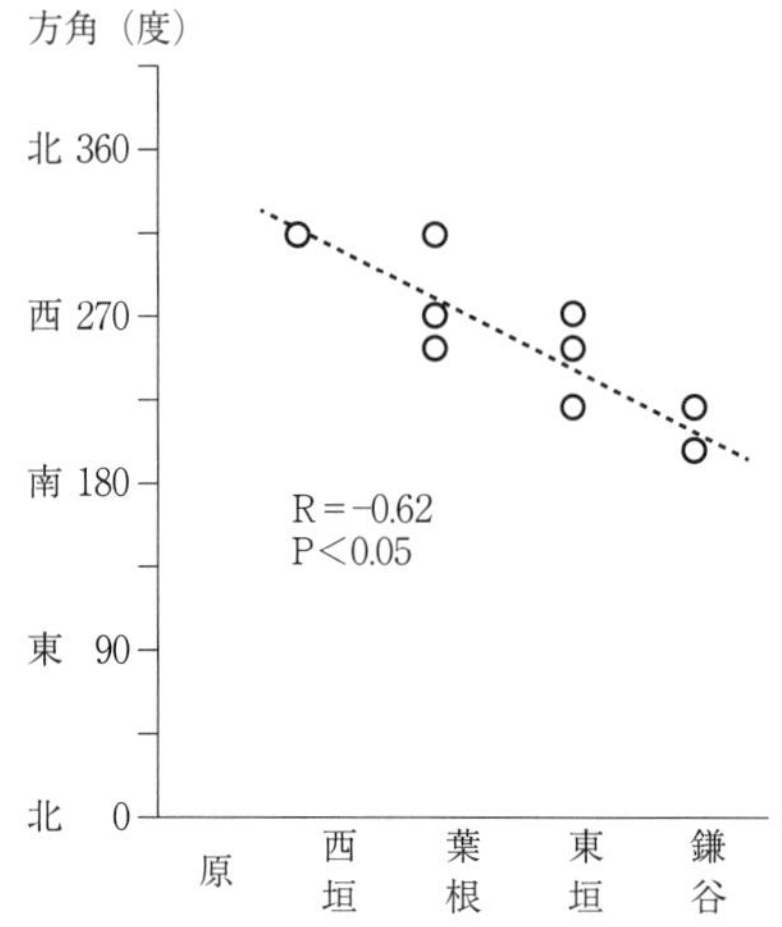

図二　松沢病流行二週間前の風向と発生集落

　保《ほ》谷《や》宇《う》神社をいただく霊山で霧の晴れ間から見下ろした碧い松沢湖をふと思い浮かべて、私は大きく息をはいた。

　私は松沢村の地形図から顔をあげると、実験室の中を見渡した。午後五時を過ぎたばかりで、病棟での勤務を終えて実験室へと降りてきた先輩医師たちが増えてきたところだ。一仕事終えて大きな伸びをしてからデスクについたのは新井助教授だ。私の実験机から室内の対角線上反対側に彼のデスクがある。四〇代だが頭髪がない。そのせいだろうか、いかにもご利益のありそうな僧侶のごとき風格が漂う。彼は実験補助の四〇代の女性とコンビを組んでいた。外来から戻った新井助教授がデスクにつくと、彼女が助教授のデスクにノートを広げて動物実験の結果を報告していた。

夕方の実験室は遠心機の回転音や振とう機でフラスコが揺れる音など騒音に満ちていて、会話の内容までは聞こえない。ぼんやりと助教授と彼女のやり取りを見ていると、実験室の内線電話が鳴った。研修医が受話器を取り新井先生を呼んだ。

「新井先生、患者さんからですよ」

彼は、実験補助の女性に何か指示をしながら、デスクを立つと研修医から受話器を受け取った。「うん、うん」とうなずく声だけが恰幅のよい後ろ姿から聞こえる。患者さんは具合が悪いのか、電話は一五分以上続いた。

二人の発症者

松沢村で採取したサンプルの解析をしはじめて二週間くらい経過した頃、宮下医師から松沢病が二例発生したと電話があった。私は再度、東北へ向かった。金曜の朝、盛岡行きの新幹線に乗ると、座席に深く座って都会から田園風景に移り変わる窓の外をぼんやりと眺めていた。

ウミホタルの輝きや霧の中で見た白い蛇のことなど、とりとめもなく思い浮かべた。カルテに記載された症例の経過、自分が地方病院で診た急性精神病のことを思い出すうちに、少しずつ、しかし確実に私は松沢病に捉えられていった。これから出会う二人の患者さんに、全身の神経がチューニングされていく。緞帳《どんちょう》が上がる直前の舞台に姿勢よくたたずみ、役に入り込んでゆく役者のように。

午前一一時ごろ、現地に到着した。二週間ぶりに訪れた東北の町はより一段と緑が深まり、セミの鳴き声がさっき聞いたばかりの都会の残響を脳裏からかき消した。駅前で拾ったタクシーで大学病院へ着くと、その足で医局へ向かった。見覚えのあるドアをノックして開けると、こちらを振り向いた医局秘書に会釈した。

「糸川です。またお世話になります」

受話器に手をかけながら彼女は答えた。

「宮下先生をお呼びしますね」

内線電話で宮下医師と短いやり取りをしたあと、彼女は立ち上がった。

「宮下先生は病棟でお待ちするそうです。私が病棟までご案内します。先生、白衣をお持ちですか」

「いいえ」

彼女は医局の奥の向かいにあるキャビネットを開けると、クリーニング上がりの白衣の束からひとつを選んで持ってきた。

「サイズはMでしょうか。これ、いまは誰も使ってないので」

私は糊のきいた白衣を羽織ると袖を通してみた。

「ぴったりですね」

「それでは、貴重品はこちらのロッカーへ入れていただいて、鍵はお持ちください」

鍵を受け取ると彼女の後ににについて医局を出て廊下を進んだ。廊下の両側には大学の掲示板と学会のポスター、卒業生の寄付した鏡などが一面に貼られているのが見えた。

突き当りにあるエレベーターで上の階に上がると左手に病棟の玄関があった。鉄製の扉が施錠されており、秘書がドアの右にあるインターホンで自分の名前を告げた。すぐにインターホンから看護師の「はあい。ただいま開けます」という返事が聞こえた。

インターホンの白い塗料がはがれ落ち、押しボタンの周辺だけ下地の金属が露出していた。

しばらくして、ブレードを回す金属音がすると扉が開けられ、ナースキャップ姿にカーデガンを羽織った看護師が出迎えた。

「宮下先生とお約束の、東京の糸川先生です」と彼女が告げると、看護師がこちらですと私を中へ招き入れた。

扉一枚あけるとナースステーションで、宮下医師は中央の丸テーブルでカルテを書いていた。すぐに私に気がついて顔をあげた。

「お二人ね、二五歳の男性が水曜、一九歳の女性が木曜に入院されました。カルテはこちらです」とカルテ棚から二冊カルテを抜き出すと、私の前へ置いた。

カルテを手に取って病歴に目を通した。二人とも経過は、これまでの二〇症例と類似している。男性は勤務先で、女性は大学で異変が起きた。男性は職場にかかってくるすべての電話に出ようと飛び回り、支離滅裂な言動にただならぬ様子を感じた上司が救急車を呼んでいる。女性は、自家用車を大学キャンパス内で運転中にライトバンと接触事故を起こし、現場で警察官と事故の相手に向かって興奮状態で神や悪霊などとわめきちらすため、警察官に連れられて入院となっていた。男性は西垣、女性は葉根の在住で、これまでの流行と同じで隣り合った集落だ。

「これから診察しますけど、ご一緒に来られますか」

宮下医師は立ち上がった。

「ぜひ、お願いします」

ナースステーションから病室と反対側の扉を開けて廊下へ出た。廊下には、片側に個室の扉が四つ並んでいた。四つの扉はすべて重厚な鉄製で、背丈の高さに小窓がついている。ナースステーションをはさんだ反対側の病棟は病室が並びにぎやかだが、こちらはひんやりと静まり返っている。

奥の二部屋は空室らしく扉が開いていて、手前の二つは扉が閉じていた。精神科では自殺や自分を傷つけるほどの危険が切迫した患者を保護・療養するために、保護室と呼ばれる個室へ隔離する。宮下医師は、一番手前の閉じた扉の小窓を開けると中へ声をかけた。

「鳥海さん。おはようございます。ドアを開けますけど、いいですか」

中で人の動く気配がする。しばらく、小窓を覗いていた宮下医師がうんうんとうなずきながら鍵束を出して鍵を開けた。鉄製の扉を開けると宮下医師は塩化ビニル素材のクッションフロアに膝をついて屈みこんだ。私も彼の後ろに膝をついて屈んだ。

六畳ほどの個室にマットレスと布団と枕だけがあり、身を起こした青いパジャマ姿の男性がマットに座っていた。痩せてうっすらとひげが生えている。色白で端正な顔や筋肉質な体格は、直前まで健康だった日常を窺わせた。髪は寝ぐせが立ち表情は憔悴して見えた。宮下医師は、しばらく黙ったまま彼を見つめた。心地悪くはない沈黙をおいてから、彼は静かに口を開いた。

「どうですか。今朝お会いしたときは、まだ薬が効いていて眠そうでいらしたけど」

「なんだか。夢を見ていたような」

ぼう然としたまま、宮下医師にも私にも彼の視線は合わない。

「昨夜は、眠れましたか」

宮下医師が重ねて質問すると、黙って彼はうなずいた。宮下医師は私を振り返りながら、

「こちら東京の病院から来られたお医者さんで糸川先生です。松沢病の調査をされてるんだけど、ご一緒させてもらってもいいですか」

「糸川です。東京から参りました」

彼はゆっくり私を見て頷いた。宮下医師は、床についていた右膝を左につき替えて聞いた。

「入院したときのことを伺っても大丈夫かな」

彼は目を二、三度しばたいてから答えた。

「なんか。勤務先の会社が大変なことになってて」

首をかしげながら、少し苦しそうな表情を示した。

「大変なことって?」

「このままだと、皆が危ないと」

「鳥海さんが、皆を助けなければと思った？」

さっと表情が晴れると、初めて宮下医師に視線を向けて深くうなずいた。

「そうだったんだ。ありがとうね。でも、もう大丈夫ですからね。安心して身体を休めてください」

彼はマットの上に座りなおすと、一礼するように静かに頭を下げた。

宮下医師は立ち上がると一礼してから部屋を出た。私も一礼して外へ出ると、彼は扉を閉め鍵で施錠した。彼は、鍵を手にしたまま隣の扉の小窓を開けると中へ声をかけた。

「牧山さん。おはようございます。ドア、開けてもよろしいですか」

小窓から、小さな声でどうぞという声が聞こえた。ドアを開けて中へ入ると、先ほどのように二人で床に膝をついて屈んだ。マットの上に、クリーム色のスウェットを着た小柄な女性が正座していた。色白で整った顔立ちとボーイッシュな短い髪が、意志の強そうな印象を与えた。宮下医師が私を紹介したあと、問いかけた。

「夕べはよくお休みになれましたか」

「ええ。たぶん薬のせいで。ぐっすり」

宮下医師をしっかりと見て答えた。宮下医師は、彼女を黙って柔らかに見ると、静かに口を開いた。

「入院当初のことを伺っても大丈夫かしら」

彼女は視線をずらすと、しばらく遠くを見るような表情をした。

「保谷宇神社の神様が、私のなかにいたんだと思います」

「白蛇の神様？」

「ええ」と答えると、彼女は自分の左腕を私たちに示した。そこには、打撲痕のような帯状の内出血が手首ににじんでいた。宮下医師は、首を軽くかしげながら
「それは、交通事故で負われた傷ではなくて？」

「いいえ。保谷宇の神様に嚙まれました。家族に禍が起きないようにと」

「家族？」

「ええ。白蛇は牧山家の守護神です」

私は松沢村では蛇の図柄を記した御札を家の守護神として飾ることがあると、宮下医師が言っていたことを思い出していた。

宮下医師は黙って彼女の傷を見ていたが、視線を彼女に戻すと答えた。

「入院のとき、ご両親とお会いしましたが、お二人とも大丈夫。お元気そうでしたよ」

「安心しました。ありがとうございます」

緊張した表情がいくぶん和らいだ。

「お大事にしてください。夕方までいますので、何かあったら看護師さんを呼んでください」

彼女は正座したまま小さく頭を下げた。私たちも二人で一礼して、部屋を出た。

ナースステーションへ戻ると宮下医師は丸椅子に腰かけ、私にも椅子をすすめた。

「お二人とも典型的な松沢病ですね。急性精神病には、啓示的体験を含む宗教性の現象が生じることがある。沖縄などの諸島地域では、発症後にシャーマンになる人もいるくらいだから」

「ホヤウイム」

「そうだね。確かに松沢病のあとホヤウイムとしてシャーマンになる人もいる」

彼は、カルテを手に取ると、手触りを確かめるように表紙をなでた。

「幻覚や妄想を肯定することはできないけれど、彼らが周りの人のために自分のことをかえりみないで行動したことは、幻ではない事実だよね。そこは、素直に受け止めるべきじゃないかな」

「それで、鳥海さんにありがとうと言われた」

「だって、会社を救おうと必死だったつもりの彼が、なぜか救急車を呼ばれた挙句に保護室に収容されちゃったんだもの」

彼は、あたたかく微笑んだ。私は少しためらったが、思い切って口を開いた。

「前回、こちらへお邪魔したとき、ビジネスホテルの食堂で不思議な女性に会ったんです」

「不思議？」

宮下医師はカルテを机に置くと、立ち上がった。

「食堂で働いていた女性ですけど、私の顔を見るなり探し物があるんだろうと聞かれたんです」

宮下医師は目を見開いて私をじっと見つめた。

「私は何のことかわからずにいたら、水の近くだな、とだけ言って立ち去ってしまったんです」

宮下医師は真顔で言った。

「ホヤウイムはそれだけで生計を立てる人もいる。だけど、村の名物おばあさんのような形で困ったときの相談相手になっていて、普段は別の職を持っている人もいるんだ。松沢村の人じゃないのかな」

「県内の他の地域から嫁に来たって」

宮下医師はいたずらっぽく笑顔を作った。

「その人ホヤウイムかもしれない。水の近くってご神託をいただいたのなら、それこそ。先生が集めた水からはなにかわかりました？」

「まだですが、カルテを調べたら松沢病は常に隣り合った集落で発生してるんですね。今回も西垣と葉根は隣同士ですよね」

彼はカルテを置くと、まいったといった具合に、両手を頭に置いた。

「いや、まったく気づかなかった。それはなんか意味あります？」

「流行地域が常に松沢村の風下になってるんです」

彼は、笑い出した。

「急性精神病に風向きが関係する？　科学って、妄想みたいなんだ」

私は、大まじめだったが、それ以上話すことはやめておいた。将棋に興味がない人に名人戦の対局を力説しているように思えたからだ。

その日は病棟でカルテや検査データをコピーした後、松沢村を再び訪れた。前回松沢村から採取した場所を訪れもう三度同じ場所から水を採取した。

今回は保谷宇神社まで登ってみた。例の滝から一五分ほどで行ける距離だ。原生林の中にひっそりと佇む社殿でお参りをして、当時はまだ独身だったので両親の加護を祈った。社殿脇の売店で蛇図柄のお守りも購入した。

ボルナ病ウイルス

月曜になると、人も物も高密度で押し寄せる都会の日常に再び戻った。毎朝、意識の電位を落とし満員電車でつり革にしがみつく。大学病院へ出勤し、外来と医局と会議室と実験室を何度も往復していると、東北より時間が早送りで過ぎているような気がする。数日ほどすると、宮下医師から電話があった。お二人とも退院されたそうだ。私は二人が混乱のなか、他者のためを思って行動したという宮下医師の言葉をあらためて思い出していた。私は今まで精神病症状に対して彼のように解決したことなどなかったからだ。これまでの二〇例のように、再発なく元気になられることを祈った。

私は、週一日の研究日と新患当番日の午後を使って、採取した水や鳥海氏と牧山氏の検査後の余剰血液の分析を行った。当時海外で報告があったボルナ病ウイルスの抗体も測定してみた。ボルナ病とは一九世紀末にドイツ東南部ボルナ町でウマに流行した髄膜脳炎のことだ。松沢村の調査を始めた当時、ボルナ病ウイルスの抗体が、精神疾患患者の血清から検出されたという論文が出始めたところだった。

ボルナ病ウイルスは神経に感染しやすく、ほとんどは高熱や痙攣発作などの脳炎症状を起こす。しかし、ごくまれに脳炎症状を起こさず長期間潜伏感染する例も報告された。この目立った症状なく長期間、神経にボルナ病ウイルスが寄生することが精神疾患を起こすのではという仮説が出たばかりだった。

　当時は、抗体測定がキットがなく今のように簡便にはできなかった。手作りの実験条件で苦労を重ねて抗体を測定してようやく成功した。驚いたことに、二人の血清からボルナ病ウイルス抗体の陽性反応が検出されたのだ。スリ鉢状の松沢村の底面にあたる葉根と鎌谷で最も患者数が多かったこと、発生集落がその時期の風下になっていた事実。風に運ばれ低地に吹き落ちた何か。それはボルナ病ウイルスだったのだろうか。私のなかで、宮下医師の言葉を借りれば妄想が膨らんだ。

　私は、さっそくこのデータを持って融教授を訪ねた。教授秘書に電話すると、午後なら三〇分ほど時間がとれると聞き事前にアポイントをもらっていた。秘書に導かれて教授室へ入ると、融教授は電話中だった。マホガニー製の机の向こうで受話器を耳に当てたまま、私に着席するよう手前のソファーをさした。私はデータを記録したＡ４用紙を膝の上に置いて、ソファーに腰かけた。書架の本も机の上も升目のように縦横がそろっていた。あるべきものが、あるべき場所に置かれた正当性を保証するかのように。小学生のころに見た整頓された校長室を思い出していたら、教授は電話を終えてソファーの向かい側に座った。

「結果が出たんだって？」

「松沢病の二名の血清からボルナ病ウイルスの抗体が検出されました」

ほう、という口の形をしながら、私からデータ用紙を受け取った。眼鏡をはずすとテーブルに置き、データに顔を近づけて視線を走らせる。データから顔をあげると、テーブルに紙を置いた。

「コントロールは？」

「健常者の保存血清です」

「測定法は？」

「エライザ法です」

「念のために別の方法で確認したほうがいいな。ご家族にお願いしたら血清をいただけそうかな」

「わかりません。宮下先生に伺ってみます」

教授は、ソファに深く座りなおした。

「松沢村の近くにウマの飼育施設はあるの？」

「県内に競走馬の飼育場があったと思いますが、確認してみます」

テーブルに置いた眼鏡をかけると、教授は云った。

「昨年の入院症例の血清が、検査科に保存されていないか確認してみてもらえないか。抗体がそこからも出れば確実性が増すはずだ」

「わかりました。宮下先生に確認いたします」

教授はデータ用紙を見終わると、私へそれを返された。そのとき左手首に、ワイシャツのカフスから帯状の傷口がわずかだがのぞいた。

「その後、三例目の発生はないのかな」

教授は立ち上がりながら、質問した。

「連絡はありません」

私も立ち上がり、前室のほうへ向かう。マホガニー製の机に着席しようとして、椅子を引く教授の左手首から覗いた傷に私は視線が釘付けになった。頭の中ですばやく保谷宇神社や松沢病の女性の記憶を整理してから、ちょっと迷いながらも私は聞いてみた。

「先生、手をお怪我されたんですか」

教授は、左のワイシャツを少しまくると、苦笑した。

「これ？　週末、渓流釣りに行ってね、ちょっとひっかけてしまった。大した傷じゃない」

私は、そのまま一礼して退室しようとした。しかし、脳裏に松沢病の女性が見せた打撲痕が浮かんで、それが私をとらえて離さなかった。私は前室のドアノブに手をかけたが、思い切って訊ねた。

「先生、ご家族はお元気でいらっしゃいますか」

「家族？」

カフスを直しながら、教授は真顔になった。

「君、助教授から何か聞いたのか」

「いいえ」

教授は、着席すると無表情なまま足を組んだ。独特の緊張感のある間があった。

「昨日、妻が甲州街道で車を右折させようとして、直進車に衝突されたんだ」

「交通事故ですか？」

「救急車で本学へ運ばれて検査を受けたがケガはなかったんだ。直進してきたライトバンはかなりスピードが出ていたらしく、妻の車は大きく破損したらしい。警察も妻が無傷なのが奇跡だと言っていたそうだ」

書架と整理されたマホガニー製の机の上を、私は何度も見直した。先ほどまでの正当性が揺らいだように見えたからだ。宮下医師の言葉や保谷宇神社の霊山の景色などが、とりとめもなく脳裏をよぎっていった。

「それは、大変でした。どうか、お大事になさってください」

私はようやくそれだけ伝えると、教授は気を取り直したように「ありがとう」とだけ答えた。

私は一礼してから教授室を後にした。

実験室へ戻ると、松沢村から採取してきた水を使って、ボルナ病ウイルスの遺伝子を検出するPCR反応を試してみた。ボルナ病ウイルスの遺伝子配列は論文で見ることができる。論文に載っていた遺伝子配列を使ってプライマーを設計し、理化学業者に発注して取り寄せた。

プライマーとは、かまどで火を起こすときの種火のようなものだ。松沢村の水にボルナ病ウイルスが微量でも含まれていれば、たちまちプライマーがボルナ病ウイルス遺伝子を増幅する。すると、一〇箇所から採取された水のうち、二ヶ所からボルナ病ウイルスの遺伝子が検出された。驚いたことに、それは二人の患者の居住地である西垣の用水路と葉根のため池の水だったのだ。

そして、アトイケッポが出現した海の水も、ボルナ病ウイルスの遺伝子に対する陽性反応を示した。

私は、暗室で紫外線ライトに照らされて青白く輝くDNA陽性のバンドを眺めたまま絶句していた。海水に含まれたボルナ病ウイルスが、西風に運ばれたウイルスが風下の西垣と葉根に降り注ぎ、そこにいた二人が松沢村に届く。マツネムセに運ばれたウイルスが風下の西垣と葉根に降り注ぎ、そこにいた二人が松沢病を発症していた。そこまで推理すると、私は紫外線遮蔽用のセーフガードを顔から外し、丸椅子に座り込んだままうたた寝をしてしまった。ここ何日も睡眠が3時間程度だった。

三例目の発症者

　私は保谷宇神社のある霊山に立ち、滝つぼのある台地から松沢村を見下ろしていた。霧が晴れてくると、眼下に松沢湖が碧く輝いて見えた。そこへ金色の陽光が数条、雲の間から降り注いでいる。その光の筋の間から海上保安庁の飛行機が低空で侵入してきた。双発のプロペラ機が主翼を左右に揺らしながらこちらへ近づいてくる。機体の汚れがはっきり見えるまで近づいて身の危険を感じたとき、滑走路を走っていた旅客機と衝突して爆音をあげた。大小の破片がこちらへ飛び散る中、私は両手で顔と頭部を守ったが、左手に破片が接触して激しい痛みが走った。

暗室で私は我に返った。全身に汗をかいていた。丸椅子で居眠りしたまま夢を見たらしい。まだ、心臓の鼓動が激しい。それにしても、明瞭な光景だ。機体の汚れまでくっきりと目に焼きついている。

悪夢を見ただけだと、自分を落ち着かせようとした。夢で破片が当たった左手を見ると、手首にあざが残っている。私のなかで、何かがカチッと音を立ててつながった。松沢病患者の左手と融教授と私の左手。患者さんの家族と教授の家族が守られること。私がすべきこと……。

急がなくてはならない。私は丸椅子から立ち上がった。融教授が今夜、研究会の打ち合わせで福岡へ発つ。確か、羽田から福岡へ飛行機で行かれるはずだ。さきほどの、双発のプロペラ機の爆音がまだ耳鳴りのように響いている。羽田発福岡便が危ない。私は暗室を飛び出ると教授室へ向かおうとした。実験室にいた新井助教授が心配そうに声をかけてこられた。

「糸川先生、どうされました。顔色が悪いですよ」

私は、取り繕うように笑顔を見せようとした。

「いえ。大丈夫です」

新井先生に飛行機が炎上すると伝えても信じてもらえまい。だいたい、松沢病患者と同じ左手の傷を教授の左手に見たときから予感のようなものを感じていた。しかし、そんな予感とさっきの夢が現実の予知だと説明したところで、誰が信じてくれるだろうか。

私は、とっさに宮下医師を思い浮かべた。彼にならわかってもらえるような気がした。実験室へ戻り受話器を取ると、交換手に東北の大学病院の電話番号を告げた。しばらくすると交換手が「先方がお出になりました」と告げた。私は「精神科の宮下医師をお願いします」と伝えた。すぐに、宮下医師が電話に出ると明るい声が受話器に響いた。

「宮下です。何か面白い結果が出ましたか」

「鳥海さんと牧山さんの血清から、ボルナ病ウイルスの抗体が検出されました」

「ほんとに？　ボルナ病かあ」

私は、待ちきれずに本題に入った。

「お電話したのは、別件なんです。融教授の左手に牧山さんと同じ傷があって」

「同じ傷？」

「融教授も奥様が大事故に遭いながら無傷だったんです」

宮下医師は黙って私の言葉を聞いていた。

「そうしたら、夢を見て。双発の航空機が炎上する夢を。今夜、融教授は羽田発福岡便に乗られるんです。なんとかして止めないと」

受話器の向こうで宮下医師は沈黙していた。心配している気配が伝わってくる。それは、融教授ではなく、興奮してまとまりのない話を矢継ぎ早にまくしたてる私を心配している気配だった。私ははっとした。

「妄想でしょうか」

宮下医師は、黙っていた。私は言い訳めいて続けた。

「機体の汚れまで鮮明に記憶に残ってるんです」

宮下医師はやっと口を開いた。

「糸川先生、眠れてますか」

「私が松沢病に感染した……」

宮下医師は落ち着いていた。

「先生は融教授を守ろうとされている」

「はい」

長い沈黙のあと、宮下医師が言った。

「妄想かどうかはわからないけど、先生が融先生を心から心配していることはよくわかります」

私は礼を述べると電話を切った。もはや、私に迷いはない。今日の出張は取りやめていただかなければならない。少なくとも羽田発福岡便には乗らないでほしい。実験室を飛び出ると階段を駆け上がり教授室の前まで駆け付けた。

息が切れていたが、上気を抑え興奮する気持ちを押し殺してドアをノックした。しばらく待つが、応答がない。そっとドアを開けると前室にいる秘書は不在だった。足音を忍ばせて入ると教授室のドアをノックしたが静まり返っている。恐る恐るドアを開けると、教授も不在だった。

全身に反響するほど心臓の鼓動が高鳴った。私は震える手でマホガニー製の教授の机の引き出しを開けた。机の上や左右の書架も確認したが、航空券らしきものは見当たらない。教授が戻ってきたら、怪しまれる。部屋の外へ出て帰りを待つか。私はどう振舞えばいいのかわからず混乱した。

「探し物は、水の近くだな」

ビジネスホテルの食堂で聞いた女性の声が、耳の奥で響くのを聞いた。そのとき、ふとサイドテーブルに置かれたミネラルウォーターが目に留まった。それは、六本単位が包装された、片手で持てるサイズのパッケージだった。

「水の近く」

私はそうつぶやくと手を伸ばし、そのパッケージを持ち上げてみた。すると、その下から航空会社の封筒が現れた。封筒を手に取り中を確認すると、羽田発福岡便のフライトチケットが入っている。私はチケットを抜き取ると封筒だけをそのまま置き、ミネラルウォーターをもとあったように上に乗せた。

　私は足早に教授室を出た。私は振り返らず、ただひたすら実験室へと走った。廊下を走りながらもプロペラ機の爆音が轟き、炎上して火の手が上がる姿がまざまざと目に浮かんだ。実験室へたどり着くと、急いで航空券をシュレッダーにかけた。全身から力が抜けると、そこで気を失った。

真　実

　保護室を出てから数日で、私は退院になった。急性精神病という診断名を新井先生から知らされた。松沢病らしく、私は再発もなく医師として働き続け現在に至っている。

　松沢村にはあれ以来訪れていない。宮下医師とは、その後何度か精神医学会で再会した。そのたびにお互い、松沢病の思い出を語りあったものだ。いまでは地元の県立病院で副院長をしているという。

　二回目の東北訪問で採取したどの地域の水からも、ＰＣＲの陽性反応は出なかった。つまり、あのマツネムセのときにしかボルナ病ウイルスは存在しなかったということだ。地元のウマの飼育場から常にウイルスが漏れ出ていた可能性は低かったと考えられる。つまり、一

回目の訪問のときには、天の川のように輝いたあの海にボルナ病ウイルスが潜んでいた。そ
れは西風に運ばれ稜線に挟まれた松沢村の低地に降り注ぐ。西風が吹いた二週間後に流行が
見られるのも、ウイルスの潜伏期間を考えると符合する。

その後、私の血清を自分で測定したところ、ボルナ病ウイルスの抗体反応が出た。アトイ
ケッポの海でしりもちをついたとき、海水が口に入ってしまった。私はあの時感染したのだと
思う。私は自分を含めた急性精神病の三例からボルナ病ウイルス抗体が陽性だったという症例
報告を論文発表した。世界各地からも、統合失調症患者からの抗体陽性者の報告が相次いだ。

一方で、国内での発生は思い通りにはならなかった。翌年も、その次の年も私は四例目を
待った。現地の病院との連携は初年度より強まり、県立病院の研修医で松沢病を研究したい
という若者も現れた。四例目が出れば、その場でご家族の血清もいただく準備まで整えて待
ち続けたのだ。

その後、松沢病の発生はぱったりと絶えてしまったのだ。理由はわからない。江戸時代の
郷土史を見ても、一〇年以上間隔が開いた記録もある。

しばらくは、医局の実験室にはファルコンチューブやクーラーボックスが積まれ、いつで
も東北へ行ける準備が整ったままになっていた。しかし、厚労省の医療協力研究委託事業は
五年で終了し、研究班も解散した。予算配分が終了したのを機に、教授から新しい研究テー

マが与えられ、そちらの業務が忙しくなったこともあり、次第に松沢病研究のことは忘れさられていった。

あれから三〇年の月日が流れ、融教授もすでに退官された。あの後、ボルナ病ウイルスと精神疾患の関連を否定する論文も世界各地から発表され、現在ではボルナ病が精神科領域で顧みられることは少なくなった。とはいえ、いまでも数年に一件程度、ボルナ病と精神疾患の関連を示唆する論文が発表される。一九九〇年代ほどのブームではないものの、精神疾患の感染病仮説として根強くボルナ病ウイルスは生き残っている。最近発表された英文専門誌の感染性精神病の特集号では、私が三〇年前に書いた論文も引用されている。(6)

私は現在も精神科医として病院で勤務している。

私自身が松沢病を発症した経験は、臨床医としての診療に大きな影響を与えた。怪訝そうに向けられる周囲のまなざし。鎮静剤。鉄の鍵がかかった保護室。あのとき、危険が迫っていることを知っているのは自分しかいないと思った。

宮下医師がかつてそうしたように、私はいまでも患者さんにこう伝えている。

「真実かどうかを確かめることは誰にもできないけれど、あなたが心から伝えようとしていることを私は信じます」

あとがき

二四年勤めた研究所を定年退職するにあたり、脳の研究者で精神科医という私が経験したこと、考えたことについてまとめてみたいと思い本書を執筆した。

書き始めるにあたり、さしあたって話しが三〇年前の駆け出しのころに及ぶだろうとは予想していた。ところが書き進めていったら、思わぬことに私が五歳だった幼いころや先住民族のポトラッチ、鎌倉時代の明恵上人にまで話題が広がってしまった。私が現役人生で見聞きし感じたことは、小さくまとめるにはいろいろなことがありすぎたのかもしれない。あるいは、脳と心はこれくらいの大きな広がりをもった関係なのかもしれない。

私がたどり着いた脳以外の心という存在は、古来ひとびとが霊とか魂と呼んだものではなかったのか。本書を読み終えた読者のみなさんは、そうお感じになられているのではないだろうか。私は科学者として、それをはっきり明言することはできない。しかし、脳の研究や精神医学にたずさわっていると、脳とは別に心が存在するとしか思えないできごとにであうことがある。

なお、本書に登場する患者さんは、細部に変更を加えて実在の人物とは異なるように配慮してある。

また、短編小説は数年前に書きとめたもので、内容は完全なフィクションである。学術誌風の文献までつけてあるが、中には私の空想した雑誌も含まれておりそれらは実在しない。小説のアイデアは沖縄でユタに会ったときに思いついた。ユタのカミダーリやエピファニーに、脳以外の心を強く実感し小説を書いてみようと思った。

執筆の機会を与えてくださいました星和書店の石澤雄司社長、締め切りに遅れがちな私を辛抱強く支えて下さった近藤達哉さんに感謝申し上げます。また、原稿をていねいに読んで貴重なコメントを下さった牧山江里子さんに深く御礼を申し上げます。

二〇二五年一月

糸川昌成

文　献

第Ｉ章

1) Itokawa, M., Arinami, T., Futamura, N. et al. : A structural polymorphism of human dopamine D2 receptor, D2 (Ser311-->Cys). Biochem. Biophys. Res. Commun., 196 (3) ; 1369−1375, 1993.

2) Arinami, T., Itokawa, M., Enguchi, H. et al. : Association of dopamine D2 receptor molecular variant with schizophrenia. Lancet, 343 (8899) ; 703−704, 1994.

3) Jönsson, E.G., Sillén, A., Vares, M. et al. : Dopamine D2 receptor gene Ser311Cys variant and schizophrenia : Association study and meta−analysis. Am. J. Med. Genet. B Neuropsychiatr. Genet., 119B (1) ; 28−34, 2003

4) Glatt, S.J., Faraone, S.V. and Tsuang, M.T. : Meta−analysis identifies an association between the dopamine D2 receptor gene and schizophrenia. Mol. Psychiatry, 8 (11) ; 911−915, 2003

5) Arai, M., Yuzawa, H., Nohara, I. et al. : Enhanced carbonyl stress in a subpopulation of schizophrenia. Arch. Gen. Psychiatry, 67 (6) ; 589−597, 2010

6) Mizutani, R., Saiga, R., Takeuchi, A. et al. : Three−dimensional alteration of neurites in schizophrenia. Transl. Psychiatry, 9 (1) ; 85, 2019

第二章

1）Arinami, T., Itokawa, M., Enguchi, H. et al. : Association of dopamine D2 receptor molecular variant with schizophrenia. Lancet, 343（8899）; 703－704, 1994

2）糸川昌成：臨床から出発する病因探索．日本統合失調症学会監修：統合失調症，医学書院，東京，p.42－51, 2013

3）Francke, U., Ochs, H.D., de Martinville, B. et al. : Minor Xp21 chromosome deletion in a male associated with expression of Duchenne muscular dystrophy, chronic granulomatous disease, retinitis pigmentosa, and McLeod syndrome. Am. J. Hum. Genet., 37（2）; 250－267, 1985

4）Itokawa, M., Kasuga, T., Yoshikawa, T. et al. : Identification of a male schizophrenic patient carrying a de novo balanced translocation, t（4; 13）（p16.1; q21.31）. Psychiatry Clin. Neurosci., 58（3）; 333－337. 2004

5）St Clair, D., Blackwood, D., Muir, W. et al. : Association within a family of a balanced autosomal translocation with major mental illness. Lancet, 336（8706）; 13－16, 1990

6）Horiuchi, Y., Ichikawa, T., Ohshima, T. et al. : LDB2 locus disruption on 4p16.1 as a risk factor for schizophrenia and bipolar disorder. Hum. Genome Var., 7 ; 31, 2020

7）Ohnishi, T., Kiyama, Y., Arima－Yoshida, F. et al. : Cooperation of LIM domain－binding 2（LDB2）with EGR in the pathogenesis of schizophrenia. EMBO Mol. Med., 13（4）; e12574, 2021

8）Itokawa, M., Miyashita, M., Arai, M. et al. : Pyridoxamine : A novel treatment for schizophrenia with enhanced carbonyl stress. Psychiatry Clin. Neurosci., 72（1）; 35−44, 2018

9）https://jrct.niph.go.jp/latest−detail/jRCT2080223724

第三章

1）西三郎監修：人体の神秘　なぜなぜ理科学習漫画（9）．集英社，東京，1967

2）西村敏充：宇宙飛翔体の誘導制御問題．計測と制御，24（5）; 397−402, 1985

3）Nikolas Rose : Biotechnology : Between Commerce and Civil Society. Routledge, New York, 2004

4）松本俊彦：自殺総合対策における精神科医療の課題―総合的な精神保健的対策を目指して―．精神経誌，113（1）; 81−86, 2011

5）伊勢田堯，小川一夫，長谷川憲一編著：生活臨床の基本．日本評論社，東京，2012

6）Stern, K. and McClintock, M.K. : Regulation of ovulation by human pheromones, Nature, 392 ; 177−179, 1998

7）Wedekind, C., Seebeck, T., Bettens, F. et al. : MHC−dependent mate preferences in humans. Proc. Biol. Sci., 260（1359）; 245−249, 1995

第四章

1）佐々木閑：科学するブッダ―犀の角たち―．角川ソフィア文庫，東京，2013

2）W・ペンフィールド（塚田裕三，山河宏訳）：脳と心の正体．法政大学出版局，東京，1987

3）W・ペンフィールド（塚田裕三，山河宏訳）：脳と心の神秘．法政大学出版局，東京，2011

4）水元惟暁，土畑重人：自己組織化から拓く社会性昆虫の生態学．日本ロボット学会誌，35（6）；448–454, 2017

5）Carey, N.E., Calovi, D.S., Bardunias, P. et al.：Differential construction response to humidity by related species of mound-building termites. J. Exp. Biol., 222（Pt.20）; jeb212274, 2019

6）Turner, J.S.：Chapter 17 Termites as mediators of the water economy of arid savanna ecosystems. D'Odorico, P. and Porporato, A.（eds.）. Dryland Ecohydrology, Springer, Netherlands, p.303–313, 2006

7）長谷川眞理子：生物学から見た宗教的概念の心的基盤．宗教研究，87（別冊）; 17–20, 2014

8）濱田秀伯：第三の精神医学―人間学が癒す身体・魂・霊―．講談社選書メチエ，東京，2021

9）村上春樹：東京奇譚集．新潮文庫，東京，2007

10）村上春樹：小説家になった頃『職業としての小説家』．スイッチ・パブリッシング，東京，2015

11）ポアンカレ：科学と方法．岩波文庫，東京，1953

12）中沢新一：レンマ学．講談社，東京，2019

13）中井久夫監修：統合失調症をたどる．ラグーナ出版，鹿児島，2015

14）C・G・ユング，W・パウリ：自然現象と心の構造．海鳴社，東京，1976

第五章

1）奥村大介：メスメリスムの文化史．東京大学大学院教育学研究科紀要，54；1–13, 2014
2）實川幹朗：心の近代―三筋の結界とメスメル―．北大路書房，京都，2013
3）M・モース：贈与論．ちくま学芸文庫，東京，2009
4）糸林誉史：互酬性と社会的交換理論．文化学園大学紀要人文・社会科学研究，22；35–48, 2014
5）中沢新一：愛と経済のロゴス．講談社選書メチエ　カイエソバージュⅢ，東京，2006
6）下川雅弘：歴史学における贈与・交換の研究視角―日本中世史を事例として―．駒沢大学研究紀要，18；17–33, 2011
7）高取正男：高取正男著作集〈三〉民俗のこころ．法蔵館，京都，1983
8）兵頭晶子：「生きている」ということを取り戻す∧生の危機∨を経験に変えるという視点から．社会臨床雑誌，26（3）；27–38, 2019
9）小田晋：日本の狂気誌．講談社学術文庫，東京，1988
10）江口重幸：滋賀県湖東一山村における狐憑きの生成と変容―憑依表現の社会宗教的，臨床的文脈―．国立民族学博物館研究報告，12（4）；1113–1179, 1988
11）河合隼雄：明恵―夢を生きる―．講談社＋α文庫，東京，1995
12）新宮一成：【私を変えた症例】それはなぜラカンによらなければ説明できないのか？―神経症と精神

病—．臨床精神医学，45（11）；1383−1389, 2016
13）上野誠，折口信夫：「まれびと」の発見—おもてなしの日本文化はどこから来たのか？—．幻冬舎，2022
14）O・ヘルマン：祖先崇拝のシンボリズム．弘文堂，東京，1987

短編小説　松沢村幻譚

1）間宮義家：新種粘菌マツネホコリカビの同定．日本粘菌生物学術誌，42（3）；220−234, 1892
2）県民図書館蔵：奥州郷土史．75（1）；22−25, 1948
3）石塚善彦：東北の霊媒師事情．民俗学術誌，81（4）；115−110, 1944
4）Gusella, J.F., Wexler, N.S., Conneally, P.M. et al. : A polymorphic DNA marker genetically linked to Huntington's disease. Nature, 306（5940）; 234−238, 1983
5）Itokawa, M. et al. : Detection of serum antibodies to Borna disease virus in patients with psychiatric disorders. Psychiat. Virol., 228 ; 755−756, 1992
6）Schneider, et al. : Infections hypothesis of psychotic disorder review. Psychiat. Virol., 355 : 24-41, 2020

●著者紹介●

糸川　昌成（いとかわ　まさなり）

1961年　東京都生まれ
1989年　埼玉医科大学卒業
　　　　東京医科歯科大学 精神神経科 研修医（融道男教授）
1990年　福島県四倉病院 精神科 常勤医
1991年　筑波大学 人類遺伝学教室 研究生（有渡忠雄助教授）
1993年　東京医科歯科大学精神神経科 医員（融道男教授）
1994年　東京大学脳研究施設生化学部門 研究生（芳賀達也教授）
1996年　Molecular Neurobiology Branch, National Institute on Drug Abuse, National Institutes of Health, Visiting Fellow（George Uhl 教授）。
1999年　理化学研究所 分子精神科学研究チーム 研究員（吉川武男チームリーダー）
2001年　東京都精神医学総合研究所 精神分裂病部門 部門長（副参事）
2004年　東京都精神医学総合研究所 統合失調症プロジェクト プロジェクトリーダー（副参事）
2011年　東京都医学総合研究所（研究所の統合移転）統合失調症・うつ病プロジェクト プロジェクトリーダー（参事），精神行動医学研究分野長
2018年　東京都医学総合研究所 副所長

専門：精神医学，分子生物学，現在は人類学に興味を持つ

著書：『臨床家がなぜ研究をするのか』『統合失調症が秘密の扉をあけるまで』（いずれも星和書店）

受賞歴：
1989年　毛呂山会長賞（埼玉医科大学）
1992年　島崎・島薗・高橋学術賞（東京医科歯科大学）
2008年　都知事表彰（発明発見）
2011年　統合失調症研究会 最優秀賞
2016年　ヘルシー・ソサエティ賞（日本看護協会）

脳と心の摩訶不思議

2025年3月15日　初版第1刷発行

著　　者　糸川昌成
発行者　石澤雄司
発行所　株式会社星和書店
〒168-0074　東京都杉並区上高井戸1-2-5
電話　03（3329）0031（営業部）／03（3329）0033（編集部）
FAX　03（5374）7186（営業部）／03（5374）7185（編集部）
http://www.seiwa-pb.co.jp

印刷・製本　中央精版印刷株式会社

ISBN978-4-7911-1153-4